TOUCHING PRESENCE

存在に触れる

ありのままの今にいるということ

表紙写真（著者撮影）について：

スイス・ルツェルン近郊にあるピラトゥス山の山頂で、見知らぬ男性が手を伸ばしたところに上空からカラスが舞い降りてきたのを目にしました。手にカラスが止まった瞬間を、偶然写真に収めました。この写真を表紙にした理由については「著者まえがき」をお読みください。

TOUCHING PRESENCE

存在に触れる

ありのままの今にいるということ

トミー・トンプソン

WITH レイチェル・プラバカール

監訳 石井ゆりこ

訳　松代 尚子

＋白雨詩社プロジェクトチーム

EaseofBeing Publications

Touching Presence

by Tommy Thompson with Rachel Prabhakar

Contents copyright © 2020 Lester W. Thompson

書誌データ（CIPデータ）

Thompson, Tommy, 1942–

存在に触れる／トミー・トンプソン；with レイチェル・プラバカール

ソフトカバー。160頁。5.25インチ×8インチ／133mm×203mm。

ISBN 978-1-7334005-2-7

ハードカバー（日本語版）、

ソフトカバー＆ハードカバー（英語版）、

電子書籍（日本語版＆英語版）でも発行。

1. アレクサンダー・テクニーク I. 書名 II. Prabhakar, Rachel 1970–

Library of Congress Control Number: 2020922164

米国議会図書館管理番号：2020922164

First English edition published in print in 2019
First Japanese edition published in print in 2020

EaseofBeing Publications™

Cambridge MA USA — www.easeofbeing.com

装幀————David Gorman
表紙写真———Tommy Thompson
著者近影１——Elisabeth Schanda
著者近影２——Julian Lage
編者近影———Matilde Barbosa

目次

編者まえがき――この本ができるまで

　　幸運にも私は ATCC（Alexander Technique Center at Cambridge）の教師
養成プログラムでトミーにトレーニングを受けることができました。卒業
の記念に私は、トミーから教わったことについての自分のメモを一冊の本
に綴じてトミーに進呈しました。するとすぐさま「その本が欲しい」と生
徒のみんなや先生方から言われたのです。こうした要望に応えて、より一
般流通向けの本をつくろうということになり、トミーとの共同作業が始ま
りました。原稿を見直し合い、元の内容に、トミーが新たに書きおろした
文章や私がトミーにインタビューをして集めた資料、トミーのワークショ
ップに出てさらに書き留めたメモなどをプラスしていきました。出版が近づ
くとともに、デヴィッド・ゴーマン氏に貴重な導きと校正の労、そして技
術的な支援を賜りました。

　　本書の骨格になっている元の本の端緒となったのは、2010 年 9 月から
2013 年 6 月までの私のトレーニング期間中に、講義やディスカッションの
折々に手書きで書き留めたメモです。できるだけ実際のトミーの言葉のま
まを記すようにしました。メモは時系列ではなくテーマ別にまとめてあり
ます。教師養成トレーニングやワークショップでは、テーマやトピックが
年や月や日をまたいで出てきます。同じテーマが時を経てめぐり来るとき、
よくトミーはそのときどきの聴き手のニーズに応じて、同じテーマを異な
る言葉で、あるいは異なる視点から探っていきます。本書でもそうしたバ
リエーションの一端が垣間見えます。

　　私がそうだったように、読者の皆さまにも、本書に収めた語り合いから
たくさんの洞察と喜びを得ていただけますように。

　　心からの敬愛の念と、感謝の気持ちを込めて。

　　2019 年 7 月
　　マサチューセッツ州ブルックラインにて

　　　　　　　　　　　　　　　　　　　レイチェル・プラバカール

刊行によせて

私が最初にトミー・トンプソンに出会ったのは 1988 年の夏。ボストンに戻ってきていた私は、アレクサンダー教師になるためのトレーニングを続けたいと考えていました。当時、市内にはいくつかのトレーニングコースがあり、私は二、三カ所のプログラムを訪ねたのです。トミーの拠点に足を踏み入れたとき、何かが違っていました。自分が見られているという感じがしましたが、それはこれまでにない体験でした。警戒心や居心地の悪さを感じさせるようなところは一切なく、単に、それまで私がしてきたアレクサンダーの経験とかなり違っていたのです。トミーはチェアレッスンをしてくれました。私はピアニストで、このとき腱鞘炎からの回復の途上にあったので、トミーは私の前にスツールを置き、ピアノを弾くかのような形で私の両手をそこに置かせました。それは〈ハンズ・オン・ザ・バック・オブ・ザ・チェア［F.M. アレクサンダーが考案した、椅子の背に両手を置くワーク］〉のバリエーションでした。トミーは言葉を発しましたが私には理解しきれませんでした。しかし、トミーが手を使ってワークするうちに、今まで経験したことのない感覚が私の両手の中にやってきました。まるで自分の手が光を放っているかのようでした。その瞬間にトミーは、このクオリティが卒業時のトレーニング生全員の手に宿っていてほしいと思っている、と言いました。そう聞いただけでもう十分でした。私は程なくトミーのトレーニングコースに申し込みました。

でも私をトミーに惹き寄せたものはほかにもありました。ありのままの私を完全に受け入れてもらい、見てもらっている感じがするという、あの質です。それまでに私はすでに五年間アレクサンダー・テクニークを勉強していて、素晴らしい先生方とワークをしてきました。でもトミーの教え方には、「私」とワークしてくれていると感じさせる要素があったのです。私の身体でもなく、一般名詞的な「人間」でもなく、この「私」と。以前は気づいていなかった自分自身の側面と私は取り組み始めました。そこに

気づけるようになるのに私の場合は五年かかったのだ、ほかの先生たちも同じことをしてくれていたのだ、と言うこともできるのかもしれません。でも正直なところ、これがトミーのティーチングの核心にあると知りながら30年以上そばで見てきた身として思うのです——これこそがトミーのティーチングにおいて一番ほかと一線を画す要素だと。しかもこれはパワフルなのです。私が重度の腱鞘炎から完全に回復したのもこのおかげです。回復が起きたのは、私がトミーにこう訊いたときでした——「これだけ長いことテクニークを勉強してきたのに、なんでピアノの前でほんの束の間を過ごしただけで、いまだに腱鞘炎の感覚を覚えるのかしら」と。トミーは、すべては私がピアノに向かう時に携えている態度にあるんだよ、と答えました。この言葉がきっかけになって私は、自分が「ピアノを弾くに値する人間」だと感じられるようつくり上げてきたアイデンティティ［自分は何者かという認識］を発見することになりました。話せば長くなります。とにかく、「私」というものへのトミーの洞察があってこそ、「私」を見つけ「私」を癒す余地が私自身の中に生まれたのです——受け止める用意のできていた、変化と受容を通して。

1992年にトミーのトレーニングコースを卒業して間もなく、私はトミーのプログラムのアシスタントを始めました。これは今日も享受し続けている幸運です。卒業生としてトレーニングに立ち合ってきたことで、トミーの言葉、トミーのティーチング、トミーの進化を重ねがさね経験することができました。本書に書かれている言葉を私はまるで初めて聞くかのように聞くことができました。新たな視点から受け取ることができました。これまで27年間教えてきたなかで、私はこのワークとトミーのティーチング、そして私たち誰もが持っている成長の可能性への理解を深めてきました。いつも生徒さんたちに私は言っています——首をひとつずつ解放することで世界を癒すために私はアレクサンダー・テクニークを教えているの、と。そして、自分ひとりでは十分な数の首に手が回らないので教師を養成することにしたの、と。世界を癒したいという願望と、そのための潜在的な役割をアレクサンダー・テクニークに見出すことは、トミーのそばにいるあ

いだに身につけたことです。万人の中に美と善を見る彼の能力は、トミーがずっと共有してきた言葉と、本書で共有している言葉とに、はっきりと表れています。

本書は珠玉です。マスターティーチャー——すなわちアレクサンダー氏の発見した原理への飽くなき探求を続け、精一杯の明瞭さと正直さでこれを教えようとする人——の言葉と思考を、アレクサンダー界にもたらしてくれる一冊です。トミーがフランク・ピアス・ジョーンズと過ごした年月の影響も本書には現れています。トミーのワークには特異なところがありますが、それは同時に新たな可能性のためのオープンエンドな場となって現れてきます。そこには、自分自身と向き合うという作業をできるだけ容易にしてくれる、優しさとサポートがあります。

トレーニングコースでトミーは奥深いストーリーを語ります。アレクサンダーの教えについての自身の理解をはっきりさせることになった実人生での体験談です。そうしたストーリーを生きてくるなかで生まれた叡智を、本書は差し出しています。アレクサンダーの〈抑制〉の説明としての〈定義の保留〉から、教えている相手の〈人としての美しさを見る〉ことまで、読者の前に広がっているのは、美しさ、優しさ、洞察、受容、変化でできたアレクサンダーの世界です。きっと味のある旅になることでしょう！

2019 年 7 月
マサチューセッツ州ボストンにて

デビ・アダムス
ボストン音楽院アレクサンダー・テクニーク・プログラム・マネジャー

著者まえがき

2001年の結婚記念日の日、妻のジュリーがバージニア州のブルーリッジ山脈にある農場〈リンデンファーム〉のコテージで一緒に過ごさないかと誘ってくれました。コテージとその敷地である200エーカー［80ヘクタール］の土地は、彼女の友人の彫刻家ロバート・ストリーニが所有していて、彼は近くの納屋で仕事をしていましたが、そこは近くとは言ってもコテージからまだだいぶ離れていました。それまでの七年間、手つかずの美しい自然の中で独り静かに書き物をしたり思索したりするために、ジュリーはこのコテージを毎年訪れていました。彼女からの誘いは思いがけないもので特別感があり、私は喜んで受けたのでした。この土地にいるジュリーを目にして、リンデンファームが彼女にとって特別な場所だということがしみじみと伝わってきました。このときのジュリーはまだ末期の病気の診断を受ける少し前でしたが、彼女は日記に書いていました——ふたりで一緒に過ごしたこの週末がいつになく、この上なく、幸せだったと。私はあとになって、自分とももう親しい友人になっていたボブ［ロバートの愛称］・ストリーニに、「ジュリーと私が人生をともにしたことの記念に、私が生きているあいだは毎年、結婚記念日にこのコテージに滞在させてもらえないだろうか」と頼んだのでした。以来、毎年そうさせてもらっています。

このコテージで私が過ごしていたあるとき、小鳥が一羽舞い込んで外に出られなくなったことがありました。室内を飛び回って怪我をしたりする前に外に出てもらうには、コテージのドアを開け放しておけばいいだろうと私は考えました。しかし小鳥は部屋の隅に飛んできて、そこにじっと止まって私を見つめました。私は両手でそっ

と小鳥を包んで外に連れ出そうとしたのですが、不思議なことにその小さなスズメはされるままになっていました。玄関までできて、「ほら……お行き」と声に出して言いながら、私は小鳥を空中に投げ上げるようにして放しました。

ところが、小鳥は私の手の中に舞い戻ってきました。私はまた言いました。「きみは鳥なんだよ、きみの居場所はお外の空だ、自由に飛んで行っていいんだよ」。そして再び小鳥を空に向かって放しましたが、小鳥はまた戻ってきました。自由な空に向かって小鳥を放そうとすることを、私は何度か繰り返しました。そのたびに小鳥は小さな爪を私の指に食い込ませ、飛ぶことを拒みました。私は「鳥とはこういうもの」という見方に取り込まれていました。「鳥は空にいるべきで、私の手に止まっているべきではない」と。そこで私は手に止まったままこちらを見上げている小鳥を、近くの木まで運びました。小鳥の小さな爪を慎重に私の手から外すと、枝の上に乗せました。「きみは鳥なんだよ」私は静かに言いました。「ここがきみの居場所だ、自由に飛んで行っていいんだよ」。それから私はコテージに戻り、中に入りました。

小さな居間の中に立っていたとき、私の「定義の世界」が溶け始めました。自分にこう言っていました。「待てよ、あの小鳥はここに留まって私と一緒に過ごしてみようとしてくれていた、自分はたった今その小鳥との対話の機会を無下にしたんだ。なんで自由な空に放たれるたびに戻ってきて頑として飛ぼうとしなかったか、そんなの誰にもわからないじゃないか」。そうだ、と私は思いました。「鳥には飛び立つ自由が、居場所である空へと戻っていく自由があるけど、私の手の中に留まって、本人のみぞ知る理由でそこに止まっている自由もあったんだ。自由には本当に制限なんてない。小鳥はある意味、私と一緒にいることを選んでいたんだ」。私は外へ飛び

出すと、かけ足で例の木まで引き返しました——私が戻ってくるのを小鳥が待っていてくれはしないかと思いながら。ああしかし、小鳥はもういませんでした。限界と境界を設けて「自由」を定義していたために、私は機会を逸したのでした。私の意図は利他的ではあったけれど、実際の状況に合っていませんでした——自分自身を定義し、小鳥を定義していた私は、稀有で聖なる対話への可能性に自ら制限をかけていました。知らず知らずのうちに私は、命同士の相互のつながりを前にして立っていたのです。マーティン・ルーサー・キング牧師の言った「相互依存によって成り立っている現実の中で皆がともに生きている、運命というひとつの衣」を前にして立っていたのです。聖なる日常に、私は制限をかけてしまっていました。

　願わくは、読者の皆さんが F.M. アレクサンダーの発見に設けている境界について、定義を抑制したり保留したりしていただけたら幸いです。アレクサンダーの発見を心に留めおくとき、自分たちが生きているこの世界は共有された世界で、自分は真に相手の中に自分自身を見つけ、相手は自分の中に相手自身を見つけるのだと思い出すと、「学ぶ」とはどういうことかを思い描き直せるでしょう。あなたは自分が学ぶ必要があることを教えるのです。そして、教師と生徒のやりとりの中で浮上するどんな真実も、お互いの自己発見からやってきます。生徒に差し出されているものは、教師によって受け取られていて、教師が差し出せるのは自分が受け取っているものだけです。

　表紙の写真を選んだ理由が、これでおわかりいただけると思います。スイスのピラトゥス山の頂上で私が撮ったものです。私にとってこの写真は、既知も未知も、想定内も想定外も、習慣的なものも習慣的でないものも、聖なるものも日常的なものも、どちらも選べるのだという自由を探求するときにやってくる、繊細な佇まい〔バ

ランスの中にある態勢］の象徴です。

2019年7月

マサチューセッツ州ベルモントにて

トミー・トンプソン

追記：「聖なる日常」は、妻ジュリー・インス・トンプソンが使っていた言葉です。ボストン音楽院に設立されたジュリー・トンプソン記念奨学金の資金とするために、没後出版された詩集『UNCLOTHED and Five Other Poems』（Buddenbrooks、2005年、未邦訳）のまえがきにこの言葉を残しています。

存在に触れる

ありのままの今にいるということ

人の美しさについて

　ジュリアン・ラージ[(1)]が私の教師養成プログラムに在籍していたときのこと、誰かがこんな質問をしてくれました。「人に手を触れているとき、本当のところ何に触れているんですか?」

　本当に触れているもの? そうなるとすごく究極的な話だな、と思って、まったく見当もつきませんでした。ただ、「**何に**」というよりも「**誰に**」が問題だな、とは思いました。質問に答えるには、誰かに触れてみる必要がありました。その日、ジュリアンがギターを持ってきていました。私はジュリアンに頼んでギターを弾いてもらいました。すると、すぐにわかったのです——私は彼の美しさに触れていたんだ、と。誰であれ、いつであれ、人が実際の自分を探り当てようとしているとき、そこには美しさがあります。

　だから人に手を置くとき、本当のところ何に触れるのかというと、その人の美しさに触れるのです。

　その人の美しさはいつくかの部分に内在しています。ひとつは、その人がこれまでの人生のあらゆる状況に対応したり関わったりしていくなかで、どう成長してきたかという部分。今この瞬間にその人が今のような人であることに、本来的な美しさがあります。

　その人の美しさのもうひとつの部分は、当人の潜在的可能性（potential）にあります。その人が習慣的にどんな人でいようとしていても、見知っているそれとは別に、果てしない可能性がいつもそこにあります。その無限の潜在的可能性の美しさに、私たちは触れることができます。

原注 (1)　ジュリアンはグラミー賞にノミネートされたジャズギタリストで作曲家。

＊　＊　＊

その人の中にある潜在的可能性に触れてください。私たちは相手の〈使い方 (use)〉を変えることでその人を直すわけではありません。むしろ、その瞬間に現れ出てくるその人に出会い、本人がそうした自分を発見する手助けをするのです。

＊　＊　＊

教師としては、ただ驚いていたい。人にはものすごく深みと奥行きがあります。そして人はみんな、ずっと憧れてきたものを発見するにあたって実に美しい佇まい (poise：バランスの中で整っている態勢) をしています。私たちが見たいのはそれです——発見の瞬間となり得る瞬間の、その人の佇まい。それが人の美しさです。

＊　＊　＊

あなたがそこにいる理由は、自分自身であることを経験しているさなかのその人の尊さを、深く味わうため。相手の尊さを味わうのでなかったら、人に触れる意味はどこにあるでしょう？

いること（Being）と、すること（Doing）について

「いること（being）」対「すること（doing）」という対比は、偽りの二分法です。あなたがいて、私がいる。いないことはできない。でも、しないこと**ならできます**。

何かを表すことも抑えることもしない、と選べば、ふさわしい反応が現れてきやすいという事実を、信頼してください。ふさわしい反応が現れてくるのはなぜかというと、定義を保留するときあなたはもっと多くの情報が入ってくるのを許すからです。あなたの中には、たまにしか手をつけられていない深い情報の井戸があって、その情報はあなたがしてきたことや成し遂げてきたことから出てきているのではなく、何かをすること——特に、一番よくわかっている自分像という意味でのアイデンティティを強化する行為——が不在のときの、あなたであるところのものから出てきています。

胎児の発達の初期段階で、腸や消化器官、原始神経系、心臓などの主要な生命維持器官はすでに育まれています。のちに生命を支えることになる、こうした「存在（being）の中枢」が発達するにつれて、腕、手、指、脚、足、足指の発達も始まります——小さなヒレが、時が満ちると複雑な多関節の手足に変容し、さまざまなことをしたり欲求を満たしたりできるようになっていくわけです。

私たち人間は手先の器用さによって、ほとんどの生き物から際立っています。親指が他の四本の指と向き合っていて、これが驚異的な想像力と相まって、器用な手で道具をつくり出すことを後押しし、そうやってつくり出した道具が私たちの思考やビジョンを形にしています。こうして私たち人間は地球上で優位を占めるようになって、いつしか「いること（being）」をなおざりにして「するこ

と（doing）」に重きを置きすぎる種族になってしまったように思います。私たちの設計・デザインそのものがアダムが食べたリンゴであり、私たち人間はそのために「いる（being）」と「する（doing）」のバランスを傾けることができてしまいました。行為するあなた（doing のあなた）がつくられるよりも前に、存在するあなた（being のあなた）がつくられます——それが順序です。この教えからの学びでとりわけ重要なのは、何を「することができるか」によって自分を定義する傾向が私たちにはあって、そのために自分の欲求よりも大いなる何か、自分の欲求とは別の何かとの「関わりの中にいること」からのサポートを信頼しなくなっている、ということ。自分たちがつくり出しているもの以外の何かに属しているという感覚を失っているのです。あるがままのすべてとの関わりの外で人生を生きると、孤立して生きている感覚を抱いたりします。自分の選択を信頼しきれなくなります——それらはすべて、過去に自分が想定した未来をベースにしているからです。生きることのバランスは、「いる＝存在（being）」と「する＝行為（doing）」の統合にあります。ただ、このバランスは、あなたのアイデンティティの感覚——自分でいるためにはこういう人でいなければと感じているもの——によって損なわれていることがあまりにも多いのです。

　自分自身の位置関係の感覚、周りにあるものに照らした自分という感覚を持ち合わせていないと、自分のしていることが自分そのものになり果ててしまいます。それは本当にあなたでしょうか？

＊　　＊　　＊

　私たちは「今いるところにいる」という感覚から歩くことがめったにありません。「行こうとしている場所」を歩いてしまいます。なぜそうしてしまうかというと、注意のフォーカスに向かって動い

ていく傾向が私たちにはあるからです。では、バランスの感覚、「今
いるところにいる」という感覚とともに歩きたかったら？ 三つの
首を自由にしてみてください。ボストン音楽院でアレクサンダー教
師養成プログラムを運営しつつ私たちのところでも教えてくれてい
る、才能豊かなアレクサンダー教師のデビ・アダムスが好んで言う
ところの、身体の三つの首——首、手首、足首です。首を不必要な
緊張から解放するときあなたは、頭が頭以外の身体から離れて動い
ていくのを許し、脊椎への圧迫を減らし、脊椎が長くなるのを許し
ます。こうして長くなることは、あなたの存在（being）全体にゆ
きわたっている動きのトータルなパターンにとってプラスの作用が
あります。呼吸も解放されやすくなります。自由な呼吸ほど、今こ
こにいる感覚（と実際に今ここにいること）を高めてくれるものは
ないでしょう。

　同じように、手首を自由にするときあなたは、それまで握ってき
たあらゆるものにつかまったままだった手を解き放ちます。足首を
自由にするとき、これまでいたことがある場所やこれからたどり着
こうしている場所からではなく、今自分がいる場所から歩くのです。

＊　＊　＊

　いる（being）感覚、する（doing）感覚は、関係性の外では持ち
得ないものです。

5

関わりの中にいることについて

基本的な真実に立ち戻ってください。関わりの外で生きることは、どうしたってできません。以上！　どんな関わりであれ、いい関係では自分のインテグリティ［誠実さ、言行一致、統合性］を保ちながら、目の前にいる人のインテグリティを喜んで認めています。誰かに会ったとき毎回、こうした関係がそこにある、とあなたが認識した場合の世界を想像してみてください。

＊　　＊　　＊

あなたのところに生徒さん——手助けを求める人——がやってきます。その人は身体や心につらさがあるなど、あなたに見てもらいたい何らかのニーズを抱えています。他の大勢の人にすでに助けを求めてきて、あなたなら、これまで差し出されてきたものとは違う何かを差し出してくれるかもしれない、と望みをかけています。その人は、抱えている困難を繰り返し経験せざるを得なくなるような行動パターンが不在のときに訪れる充足に向かって、歩みを進める助けになる情報を探しています——必ずしもそうとは気づかずに。そうでなかったら、あなたのところに来ていないでしょう。それまでに受け取ってきた情報でニーズを満たしきれていたら、さらに探し求める必要はなかったはずです。あなたが差し出せるもので、ほかのほとんどのアドバイスやプラクティスと一線を画しているのは、〈使い方（use）〉についてのあなたの知見です。私にとっては〈使い方〉、もしくは〈ふさわしい使い方〉とは、人のふるまいが、身体が機能するようにできている本来の設計・デザインに沿っていることを意味します——身体は、そのとき当人がしていることにま

つわる考えや気持ち、認識の質を反映するからです。さもなければ、自分が自分でいるにはこうでなければ、と思い込んでいる自分像に自らを合わせるうえで必要だと思う行動パターンへの献身やこだわりがあって、本来の設計からずれた使い方で自分を使っています。習慣にまみれていると、一番ふさわしい対応を選びにくくなります。ですが私がもし、育みたいと思っている「私」を育み続けるなら、本当の「私」、もしくは少なくとも本当の「私」であり得るものに近づいていくはずです。

　私たちの知る過去数世紀と現在のありとあらゆる教え——ざっと挙げてみると、仏教、ヒンドゥー教、キリスト教、イスラム教、ユダヤ教、それからマザー・テレサ、ティック・ナット・ハン、ダライ・ラマ、マリアン・ウィリアムソンなど個人として教えを説いた人たち——はいずれも、「自分自身」と「自分がしていること」に対する自分の位置づけについて、気づきを育むツールを与えてくれています。おかげで、自分が偏っていきがちな反応が魂の進化に照らして一番ふさわしいものかどうかを決めやすくなります。アレクサンダーの教えは、まさにこれと同じように作用すると同時に、実用的なツールを提供します。みなさんは身体感覚による認識のトレーニングを受けています——すなわち、魂のいとも簡単な進化が習慣的な行動パターンによって損なわれているときに、それを認識できるよう、身体感覚的印象の整理法を身につけているのです。この最後の点については、F.M.アレクサンダーが必ずしも私と同意見だと言うつもりはないですが、ただ多くの人、特に今世紀の人は同意してくれるのではないかと思います。

*　*　*

　日常のシンプルな行為にアレクサンダーのワークを取り入れる

8

とどうなりそうでしょうか。おそらくあなたは自分がしている行為だけでなく、その行為をするためにどう自分自身を使っているかに気づく瞬間を見出すでしょう。ではその次は？〈ディレクション（directions）〉を送り出すことですべてがよしとなると信じつつ、自己修正に乗り出すでしょうか。そうするかわりに、待ちましょう。一瞬の間（ま）を取ってください。あなたが相手にしているのは、ひとえに時間です。そして実は、時間はあなたが思っているよりもたくさんあります。時間にはたくさんのスペースがあります。そこで、変えようと試みるかわりに、「一番ありがちな自分」以外の何かになろうとするかわりに、時間に内在している流れの中に入って、今あるがままの自分にただ出会うことを自分に許してあげてください。お皿を洗っている自分、あるいは娘や息子、伴侶、恋人、友達などと難しい会話をしている自分に出会うかもしれません。何であっても誰であっても、それはほんの束の間、あなたが自分を見る機会を差し出してくれています。おそらくあなたは、いつも行ってしまうほうの道、そちらではないほうを選ばなくては、とわかっているのになぜかまたいつもの道を行ってしまう自分を見つけるでしょう。どんな定義も、ただ保留してください——そして、これが自分が後押ししたい自分なのかを決めてください。気づくための間（ま）をとって、関わりの中にいる自分を認識してください。シンプルにこう言ってみるのです。「これはお皿を洗うという経験をしている私」「これは娘と話すという経験をしている私」「これは習慣的な道をまた行くという経験をしている私」と。ごく基本的な次元では、それが起こっていることのすべてだからです。それ以上の意味はほんのわずかしかありません。これは、ひとつの経験をしているあなた、です。経験を定義することも忘れていいです。「その経験をしている自分」の経験は、あなたに多くを知らせてくれるでしょう——その経験に疑問を持たざるを得なくなった、そもそものやり

方と同じやり方で自分自身を使いつつ、自分で自分に何かを知らせようとする場合よりも。この道は、あなたの中で統合が進むことにつながります。すでに存在しているもの、すなわち定義以前の次元の「あなた」を、再確認することになるのです。この一瞬の間（ま）を取って、起こっていることがらとの関わりの中で、自分を空間と時間に位置づけてください。

* * *

レッスンで現れ出る真実は、教師と生徒の関わりの中にあります。起こるのはひらめき・洞察であって、それはふたりのあいだに現れます。「私の教えに沿って人生を生きればすべての疑問に答えがでますよ」と言って、教師が生徒に真実を伝えるのではないのです。むしろ、「こうあるべき」という想定や期待なしに、自分でいる自分に出会うというプロセスの中で現れてくるものが、レッスンの真実です。これは教師と生徒のそれぞれに、そして一緒にいるふたりに、当てはまります。この時点で教師は教師というよりも生徒であって、生徒は生徒というよりも教師です。

手を使いながら生徒さんを受け止めるとき、今ここに静かにある自分の存在（being）にあなたが触れていればいるほど、あなたは自分の欲求・望みとは別のもっと大いなるものとの関わりの中にいます。同じことを生徒さんに伝えるのです——心穏やかに自身と一緒にいる感覚、もっと広やかな帰属感を。そしてこのあり方のとき、あなたのタッチは無条件であり続けます。

誰かと話をするときは、言葉での対話でも身体感覚での対話でも、相手に本当に耳を傾けなくてはなりません。耳を傾けていて、何か深いもの、神聖な、普遍的な、万物の根源に触れたとわかるとき、

本当に手を伸ばしてきている人と対話しているとき……、そこには聖なる信頼があります。その神聖な次元でつながれたと感じるなら、あなたは深くコミュニケートできるでしょう——どうすればいいか知っていても、いなくても。ただ耳を傾けてください。相手に耳を傾けることは、この上ない一番の贈り物です。誰もが聞いてほしいと思っているし、聞かれるべきです——言わんとしていることが何であってもです。そしてこの「人」にあなたは触れるのです。

　もし真実がひとつなのだとしたら、私には何が真実なのかわかりません。でも、今ここに「いる（being）」という原理と、関わりを認識するという原理をあなたが深く体現すればするほど、人に出会うとき、あなたはただその人とともにその場を生きればいいだけになります。相手は、本人の心の準備と興味に応じて現れてきてくれます。あなたは相手について何も知らなくてよくて、唯一、自分の献身がどこにあるのかをはっきりさせておけばいいのです。

　真実がひとつあるとしたらそれは、関わりの中で私たちは存在している、ということでしょう。私はいつも、目の前にいる人の美しさを探しながら、この関わりを自分自身と分かち合いながら、人生を送りたいと思っています。

＊　＊　＊

　私たちが教えているのは、「する（do）」あいだサポートの中に「いる（be）」というあり方です。「する」あいだも「いる」こと。

　私には確かにアイデンティティがあります。でもときにアイデンティティは、「いる」自分にただ気づいているだけの、静止した支点＝静かなよりどころ（still point of support）に道を明け渡すことがあります。

　〈自分の使い方〉のあらゆる側面——考える、感じる、そのほか諸々

11

の経験——は、身体に反映されます。身体の外で経験を持つことはできません。身体を離れればできますが、それはまた別の話です。

このワークを私は「実践的意識の応用学（Applied Practical Consciousness）」と呼ぶようになりました。

＊　　＊　　＊

大海原の一部として、あなたの人生は始まります。全体から自分を区別する一連のふるまいを身につけていき、あなたはひとつの波になります。でも全体から切り離されてはいません。「波」が、ずっと今の形のままでいたいと心に決めて、コーヒーを飲みに行ったらどうなるでしょう！　その形を中心に、アイデンティティをまるごとつくり上げていくことになります。でもこれはあり得ないこと。波は大海原の一部であり続けるのです。

定義を保留することについて

　私たちはよく状況や人やモノを、とてもすばやく定義します——
「おいしいチョコレートケーキだ」「つまらないスタッフミーティン
グだな」など。何であれ、定義するやいなや自分自身とそれとのあ
いだに私たちはフィルターをかけます——その定義に合う情報を優
先的に通すフィルターです。ある意、私たちは体験によって知ら
されるよりもむしろ、自分の期待や予想をベースに自分の体験を管
理しているのです。でももしほんの少しでも定義を保留することが
できるなら、その状況や人やモノについてもっと多くの情報を通す
ことができます。「おいしい」と定義したためにふたつ目のチョコ
レートケーキを一気に平らげるかわりに、実際に味わうことができ
ます。もしかしたら甘すぎて、実はそんなに好きではないかもしれ
ない。あるいは確かにおいしくて、でもちゃんと味わってみたらひ
とつで満足かもしれない。話が要領を得なくてめんどうくさい、と
定義した同僚の話を聞くときも、聞き流したり、その人の言うこと
を全部却下していい理由を見つけたりするかわりに、もしかしたら
今日はこの人は大事なことを言おうとしている、と気づくかもしれ
ません。

　定義の保留は動きの面、身体的活動にも当てはまります。ジムで
よく見かけませんか——バーベルを持ち上げ始める直前に力を込め
て身構える人。動きについての定義を保留すると、必要になる力の
量をあらかじめ決めなくなります。その動きをどうやるか——どの
筋肉をどの順番で使うか——をあらかじめ決めなくなります。かわ
りに、その動きもしくはアクション[行為]への意図をできるだけはっ
きりと設定し、あとは瞬間瞬間、実際に必要なことは何なのかを身

体が決めていくのにまかせるのです。

　〈定義を保留する（withholding definition）〉というコンセプトは、F.M. アレクサンダーの〈抑制（inhibition）〉のコンセプトとどう違うでしょう？　ある意味、両者はとても似通っています。どちらも根幹の部分では、刺激に対する習慣的反応を後押ししない、ということに関わっています。ただいくつか違いもあります。アレクサンダー氏は自著や生徒の本の中で、抑制を「しているか・していないか」という二項対立的な取り組みとしてとらえているように見受けられます。彼自身や生徒たちの描写によると、アレクサンダー氏の生徒たちは抑制をし損なうことがたびたびあって、そのたびに教師と生徒の双方に一定のフラストレーションがたまっていたようです。対照的に、定義の保留はもっと柔軟で流動的です。自分の定義への献身をゆるめていく、というふうに思っていただいてもかまいません——献身はいつでも、小さくも大きくも持てるものです。

　〈抑制〉と〈定義の保留〉のふたつ目の違いは、「じゃあ次はどうする？」という領域においてです。アレクサンダー氏の著書のどれを読むかによって違いはあるのですが、生徒は抑制をしたらすぐさま、教師の手がふさわしいパターンを与えてくれるのにまかせるか、自分で〈ディレクション（directions）〉を送り出すか、ふさわしいことがおのずと起こるのにまかせます。いずれにしても、正しい自分自身の〈使い方（use）〉というものがあって、それをさまざまなテクニックを駆使して見つけていく、という考え方が根底にあります。定義の保留の場合は対照的に、ひとつの正しい道はありません。むしろ、よりフィットするやり方で環境や他者と関わり合っていくことを常に目指しています。あらゆる関係性の中で、自分の反応や関わり合い方の微調整を続けていきたいのです。定義の保留はテクニックではなく、心的態度です。

もうひとつの違いはちょっとつかみにくいかもしれない微妙な違いです。内容というよりも強調点の違い。抑制をめぐる文章の中でアレクサンダー氏は、〈引き下げ（pull-down）〉ないし何らかの神経筋パターンを抑制することに一番多く焦点を当てています。もちろん〈心身一如（psycho-physical unity）〉ですから、神経筋パターンは、思考や感情のパターンも含めた統合体全体に属しています。ただアレクサンダー氏の場合、身体的側面へのアプローチを入口にすることが最も多かったようなのです。定義の保留は、やはり統合体全体に対して用いるものでありつつも、ちょっと強調点がシフトしていて、入口は思考過程寄りのところにあります。念のためはっきりさせておくと、抑制と定義の保留はどちらも自分全体として取り組むものであって、自分全体に作用します。ただ自己の意識的・認知的な部分は、自分が今どうしているのかについての理解や感受を広げる間口として、［心身］どちらか一方の側面にフォーカスすることができるのです。

　定義の保留は、程度がどうであれ生活に取り入れることができると絶大なパワーを発揮します。あなたがずっとレンガの壁に突き当たってきたなら、定義の保留はそこに扉が現れるようにしてくれます。扉でなくとも、少なくとも窓は現れるはずです。

＊　＊　＊

　私が教え始めたわりと最初のころ、30年前くらいでしょうか、チョコクッキーを食べる習慣を断ち切りたいという男性がいらしたのを思い出します。同じ頃、毎晩ワインを三、四杯飲んでしまうのを一杯だけにしたいという女性もいらしていました。定義を保留することについての考えを発展させる前のことでした。私はもっと古典的なアレクサンダーの抑制の概念を使って、それぞれの生徒さん

とワークしました。

　おふたりとも、チョコレートやアルコールへの依存は、実際にクッキーやワインを味わうことから自分を遠ざけていたと気づかれました。即座に欲求を満たすことができて、わかっているとおりの満足が得られれば、それでよかったのです。抑制することで、このおふたりは実際にワインやクッキーを味わうことになり、そうしたら、飲み続けたり食べ続けたりしなくてもよくなりました。30年前の私はこういうやり方をしていました。

　何年もあとになって、私との学びを終えてずいぶん経っていたこの時の男性が、事後談を話しに来てくれました。クッキーの依存症は実はもっと深刻で根深い別の依存症を隠していたそうです――そのせいであやうく自身の命も家族との絆も絶たれるところだった、と。当時を振り返ってみて思うのです、もし抑制のかわりに定義の保留を使ってワークをしていたら、何か違いはあったろうか、と。ご本人が「私とは誰なのか」を自問して、自分の〈個人のナラティヴ（personal narrative：主体的な経験をまとめながら紡いでいる物語り）〉をシフトする可能性が視野に入るところまで行っていただろうか、と。わかりようのないことですが、どうだったろうと思うのです。

＊　　＊　　＊

　問題をつくりだすことになった自分自身の使い方と同じ使い方をして問題を解決しようとすると、たぶん、問題を抱えたままになります。

＊　　＊　　＊

　定義の保留は、マインドの一定の流動性に関わっています。

＊　＊　＊

　定義の保留は、ことのほか決めつけのないティーチング・アプローチです。

＊　＊　＊

　自分が習慣的に特定のふるまい方をしがちだと認識していて、そのふるまい方を自分がし始める場合、神経学的観点から見ると、習慣でやってしまうことをやらないでいるには抑制する必要があるかもしれません。抑制し、ディレクションを送り出すあいだも抑制し続ける、というのがアレクサンダー氏の手順でした。ディレクションは、抑制的な瞬間の本質を担う部分でした。アレクサンダー氏の場合、結果に満足するまで抑制し続けるのです。私は結果指向ではありませんでした。私が探究しているのは、自分とは誰なのかという謎。謎を解こうとはしていません。謎は、解かないまま感受し味わうことができます。私にとっての定義の保留という考えは、そこから発展しました。アレクサンダー氏の抑制においてあまりに求められ過ぎている「結果指向」に、私は異存があったのです。

＊　＊　＊

　抑制をすると――つまりいつもやることをしないと――周りにあるものからもっと情報を取り込める余地が自分の中にできます。そして「自由な首」とは、習慣的な神経情報から解放された首にほかなりません。いつもするやり方で行為をしないその瞬間にあなたは、神経系がホメオスタシス〔恒常性作用〕によってリセットできる時間的猶予をつくっているのです。F.M.アレクサンダーにとって、抑

制するときにすることは、ディレクションを送り出すことでした。定義の保留は、F.M. の言う抑制に先立つもので、実際、より手前の段階で始まりつつ、抑制を組み込んでもいます。定義を保留すると、いつも以上に考慮する時間を確保でき、そうやって考慮するあいだ、神経系はあなたの決意を強めるのです。

＊　　＊　　＊

　抑制的瞬間のカギを握る部分は、私にとっては常に、その人本人が抑制的行為の最終的な結果を担うという部分です。抑制的行為は私にとっては、行いというよりも精神状態。これ以上後押しし続けたくない何かに自分が気づいた瞬間に、それは起こるのです。

＊　　＊　　＊

　ときには稲妻の速さで定義しないといけないときもあります——車が自分に向かって突進してきたら、とっさによけないといけない。ただ、定義の保留を練習・実践していくとやがて、より正確に定義できるようになって、もっと全体像が見えるようになっている自分に気づくはずです。より多くの情報が入ってくるのを許すからです。予想や期待がそこにないとき、視界を遮るものは少なくなります。入ってくる情報には、過去にした諸々の経験に属するものと、進行中の現在に経験中の状況に属するもの、どちらもあります。定義の保留を練習・実践すると、今という瞬間において、ものごとの定義がもっと広やかな含みを持つようになります。

＊　　＊　　＊

　「定義したい欲求」を小さくとどめようとしているときは、自分の予想や期待にとらわれません。

「定義したい欲求」を強く持っているときは、もっと、結果やなりゆきを予想することにとらわれます。すると、ものごとを新たな洞察から見づらくなるだけでなく、ありのままを見ることも、おそらくしにくくなるでしょう。

自己について

　自己には少なくともふたつの側面があります——起きているものごとに関連した自己と、不変の定数としての自己です。

　多くの人は、「自分はこうでなければ」と思っている自己をつくりだすことにいつもしがみついています。もっと、この瞬間、この環境との関わりの中にいる自己にフォーカスする必要があります。あなたはそのときどきの瞬間のあなたでしかないからです。この瞬間が、あなたのアイデンティティ［あなたをあなたたらしめてきたもの］の総和なのです。この事実が私の中ではっきりしたのは、妻が他界したときでした。妻の人生最後の日、寝たきりになって人の手を借りなければ動けなくなっていた彼女は突然、「立ち上がらなくちゃ」ときっぱり言いました。ダンサーとして生涯を過ごしてきて、最後にもう一度だけ、手助けなしにひとりで立つという体験がしたかったのです——愛してやまなかった大地に足をつけて、かつてあんなにも簡単にやっていたことに想いを馳せて。ホスピスの介護士がベッドから身を起こす手助けを始めましたが、うまくいきませんでした。自分にやらせてもらえませんか、と私は介護士の方に頼みました。支えてもらって立つよりも自分自身の力で立つことを体験したがっているのが、私にはわかっていました。そこで私はホスピスのベッドの逆側に手を伸ばし、テーブルワークの最後に生徒さんを起こすときの要領で、妻が身を起こすのを助けました。その瞬間、強烈な、どこか圧倒されるような啓示を受けて私は理解したのです——今この瞬間までに自分がやってきたこと、学んできたこと、なり得てきたものはすべて、妻にこの最後の贈り物をするための準備だったんだ、と。その瞬間の私はひとえに、望みに向かう彼女を手

助けするためだけに存在しました。

　それまでに自分が経験してきたことのすべてが、この瞬間のために私を準備した——ほかのどの瞬間でもなく、ただこの瞬間という、存在し得るたったひとつの真実のために。やれそうにないことをやってみたいという彼女の望み、踊ることだけを知っていたその両脚で最後にもう一度立つというその望みを、私は支えました。それから彼女は、またベッドに倒れ込みました。こういう経験をしたのは初めてでした——私が私でいることを真に求められたその瞬間に、これが自分というものの総和だ、これまでの自分はすべて、この瞬間に一身を捧げるための準備だったんだ、とわかる体験。本当に祝福されたと感じました。

　今も、妻がくれたこの贈り物のおかげで私は祝福の中にいます。人生のあらゆる出来事にどう応じるかがすなわち自分というものだと理解する、そうした瞬間を認識することへと人を導くのが、みなさんの役目です。人のアイデンティティは流動的で、固定されてはいないのです。

＊　＊　＊

　〈自分の使い方（use of the self）〉はよく、普遍的なもの、万人に共通するものという文脈でとらえられます。でもそれぞれの人ならではのものという視点から、自分の使い方を見ていくことも可能です。一人ひとりの固有性は私たちを分け隔てるものではなく、結びつけるものです。

　人は、こうふるまうべきだとこちらが思うようにはふるまわないことがよくあります。自分も、こうふるまうべきだと人が思うようにはふるまわないことがよくあります。どんな判断も決めつけもなしに、自分の使い方を本当に紐解いていくなら、とどまり続けたく

ない場所から先へと進むのはぐんと簡単になるでしょう。私が人と
ワークをするときしようとしていることは、ただ、そのときにその
人が認識できるその人自身を、相手に差し出すこと。その人の固有
性を観察し、そこに触れることができるのです。そのようにするこ
とが必須です──一人ひとり、唯一無二だからです。人はそれぞれ、
この地球上の他の誰ともまったく違う見方でものを見ています。

　相手のありのままを実際に見るなら、見てもらったがゆえに相手
は変わるでしょう。人があなたのところに来るのはふつう、自分自
身の固有性を見つけ出したいからではなくて、つらさがあるからで
す。この世界で自分が自分をどう見ているかが、自分の使い方に表
れています。しなければいけないと思っていることにどっぷり浸る
とき、私たちはたいがいサポートの感覚を失います。「この世界に
いる自分をどう見ているか」のどのあたりが問題の原因になってい
そうかを特定するところまで行きたいのです。最初の一歩は、「問題」
をどうにかしようと一切することなく、ただ認識すること。変化は
気づきから始まります。次が〈抑制（inhibition）〉、すなわちその
パターンを後押しするのをやめること。

　身体は私たちが今やっていたいと思うことをサポートするため
に、何をすればいいかわかっています。問題は、私たちが「自分は
こうでなければいけない」と思うところに身体を置いてしまうこと
──つまりアイデンティティにあります。そのアイデンティティは、
最後にこの世に別れを告げるときにありたい自分ではないかもしれ
ないわけです。

　〈自分の使い方〉の自分にとっての意味をいったん定義したなら、
あなたはふたつの方向のどちらかに向かいます。すでになっている
自分、すでにやっていることにさらに熟達しパフォーマンスを向上
させていくか、もしくは、心にやすらぎをもたらしてくれる、自分

自身の新たな側面を発見していくか。どちらも価値あることです。

* * *

アイデンティティこそ、私にとってこのワークの主題です——自分というものの感覚をより深めるということ。あなたは定義されずにいることができますが、アイデンティティがないままではいられません。別の言い方をすると、自分の定義にしがみつきたい気持ちを解放するとき、「自己」を失うわけではないのです。定義を保留しても、自分のアイデンティティは維持されます。

ほとんどの人が定義を欲します。強固な定義は頑なさを生みます。頑なに道徳的になることも、頑なに不道徳になることもあるでしょう。

* * *

もっと自分に自分を明け渡したい、という秘かな渇望がほとんどの人にあるように思います。困難な時期に、自分の中の深い潜在的可能性に自分を明け渡すのは、「かつて自分にとって有効だったこと」に頼るよりもいい場合がよくあります——かつて有効だったことは、現在の状況には合わないかもしれないのです。こうして明け渡すのは、あなたのまわりの人にとっても同じくらい魅力に映ります。潜在的可能性を拓くことを選んで、習慣的な反応の先へと手を伸ばすことのメリット、もっとそのときどきの状況に合った対応を見つけていくことのメリットを、あなたは身をもって示すことになるからです。

* * *

あなたが授かった最初の贈り物は、命という贈り物。ふたつ目の

贈り物は、自己という贈り物——万物の一部であり、自己と非自己を区別することのない、真の、統合的な自己です。あなたとまったく同じように考えたり、感じたり、知覚したりする人は誰もいません。この唯一無二の固有性を守り仕えるなら、自分とは何かを本当の意味で探っていけるでしょう。〈自分の使い方〉とは、自己という贈り物——守り仕えたい自己であり、自己の側面のうち一番あなたに近いもの——を取り戻す方法なのです。

　この世にいるあいだは、あなたは身体を通して自己を経験します。

慈しみのあるティーチングについて

フランスでこんな質問を受けました。「カジモド[(2)]とワークするとしたら、スキルをどう使いますか？　変えようがない身体的変形が彼にはあるわけですが」。私は言いました。「みなさんがカジモドに目を向けるとき見るのは、〈使い方（use）〉のまずさですか、それとも恋をしている男性ですか？」。その「人」である、恋をしている男性に手を置くなら、その先に続く道が見えてくるでしょう。彼の変形に、当人のアイデンティティの習慣に手を置くなら、身体的な制約を受けて報われない恋の痛みに本人を縛ることになるでしょう。どんな身体的制約も、自己の表現、あなたという人の表現を制限するものではありません。カジモドは少なからず、その身体的制約の中でスペースを体験すると思うのです——彼の「愛する力」が、それまでの自分像を超えたはるか先まで広がっていけるようなスペースを。

* * *

慈しみのある対応がわかるには共感が必要ですが、単なる共感は慰めにすぎません。慈しみ・思いやりは必然的に共感から始まりますが、それは「同情からは出口は見つからない」という理解の中での共感です。相手の苦悩を感じることは、苦悩の解決にはわずかしか役立ちません。慈しみ・思いやりは共感を越えた先まで進み、予

原注(2)　カジモド（Quasimodo）はヴィクトル・ユーゴーの小説『ノートルダムのせむし男』の主人公。パリ市民から化け物扱いされ恐れられているが、実は心優しい人物。麗しいエスメラルダへの彼の報われない恋が同小説の中心的テーマ。

想とは違うものを差し出すのです。人はどうやって行動パターンを手放すのかといえば、慈しみ・思いやりとともに手放すのです。いつも必ず、慈しみ・思いやりとともに。そのパターンが始まった当時の自分を抱きしめて「さあ中へ入って」と声をかけること、かつての自分と決別しようとはしないこと。これが私から見た、慈しみのあるティーチングです。別のあり方の自分がいるかもしれない可能性は、これまでの自分という人間のすべてを受け入れることなしには決して見えてきません。これまでのすべてが、あなたにとっての準備だったのです。

　まずは、自分への慈しみ・思いやりから始まります。自分自身への慈しみ・思いやりがないかぎり、ほかの誰かを本当に慈しんだり思いやったりすることはできません。教えるためのトレーニングを始めた当初、フォーカスは相手ではなく自分にあったことを思い出してください。相手に飲み込まれて自分を見失わないように。相手の中に自分を見つけてください。というのも、そこにあなたはいるからです——いつも必ず。

ワークを人に届けることについて

アレクサンダーのワークの大半は、生徒さんにアレクサンダー的体験を与えるもので、たいていそこには存在（being）の軽やかさの劇的な変化と深い統合が伴います。するとそれは生徒さんがなぞろうとするひな型になります。これは「人をアレクサンダー・テクニークに連れて行く」こと。でも「このワークを人に届ける」ことにも、いやおそらくはそちらのほうが、意味があると私は思っています。その人のありのままが現れるのにまかせるのです──習慣に頼る用意も、そこにある刺激に習慣とはまったく違う反応を返す用意も等しくある、ありのままのその人です。変化の余地が生まれるようなサポートを提供しつつ、当人が選ぶのにまかせるのです。

「その人が現れるのにまかせる」という考えが、次にすべきことへとあなたを導いてくれます。自分を驚かせてあげてください。不思議は次々と現れてきます。

筋組織の伸展を促す刺激として必要十分な圧をかけて、局在化した筋肉の緊張が分散するよう促したらすぐさま、私は生徒さんがその情報をどうプロセス［咀嚼・消化・吸収］しているかを見ていきます。ひとたび相手に耳を傾け始めたら、私は相手の経験の一部になるのです。

フィットを見つけることについて

〈フィットを見つける(finding the fit)〉という考え方の発端になったのは、ドイツ・フランクフルトでのワークショップでした。ある参加者の方から、アレクサンダー・ワークの不思議を解明するための鍵を求められたのです。そのとき私は「鍵は持っていません、でも錠前を探していけば、鍵は現れてくるはず」と応じたのでした。以来、錠前に鍵がフィットすることで錠前が鍵を受け入れるように、タッチが相手の人にフィットする、ということを考えるようになりました。

フィットを見つけようとするとき最初に思いつくのは、自分の手を相手の身体の部位に合わせていくこと。でも手の形をどうこうせずにフィットを探すこともできて、そうするとそれは「触れるとともに触れられる」ことになります。「触れるとともに触れられる」とは何かというと、相手に手を置いて触れるとき、自分も相手に触れられている、触れてもらっている、と認識すること。あなたが与えることができるのは、あなたが受け取っているものだけなのです。

フィットの概念と共にワークをすると、為すこと(doing)が少なくなっていきます。フィットを見つけようとしながら相手に触れるときは、すべての命とこの地球がつながり合っているという根本的な認識が伴います——私たち一人ひとりがあらゆる生命と互いに作用し合っていることで、すべては現在進行形で為されつつあるから、為されるべきことは少ない、とするティク・ナット・ハンの概念「インタービーイング(interbeing：ともにあること、相互共存)」に近い認識です。

フィットが見つかると、全身のあらゆる動きのパターンの相互関

係が見つかっていきます。変化が起こるあいだもフィットを維持すべく合わせ続けていくと、身体はそのときの活動の目的に応じて、おのずと自身の静止した支点＝静かなよりどころ（still point of support）を見つけ出します。変化が起こるあいだ、「脊髄の流れを通したすべての統合のために、頭と首は自由なままにしておきたい」という**認識とともに**フィットを合わせ続けていると、深い統合が訪れるでしょう。統合が深まれば深まるほど生徒さん自身に、実際の自分と、つくり出している自分が見えやすくなります——人はそもそも、「この星で生きていることの意味」の経験をプロセス［咀嚼・消化・吸収］するようにできているところがあるからです。

　フィットを見つけるのに手こずっているときは、自分自身に立ち戻りましょう。どうすればもっと定義を保留できるだろうか、本当に相手が聞こえてくるようになるだろうか。自分自身の中が静かになればなるほど、フィットはよりよくなるはずです。フィットとは、先入観や予想を手放して、一番ここにあるものを優先する能力です。

　フィットを見つけることは、今いるところにいるその人と出会うための〈ミーンズウェアバイ（means-whereby：目的に至る手段）〉です。

習慣について

─────────

あらゆる習慣は、アイデンティティの習慣です。

＊　＊　＊

どうすれば、私たちは習慣的な反応と手を切って自由になれるでしょう？ 最初の一歩は、シンプルに観察すること。自分の関わり合いの立会人になるのです。あなたの人やものごととの関わり合いは、いつもだいたい同じですか？ いつも習慣を生きていると、自分の習慣を感じ取ったり体験したりするのは至難の業です。そこから抜け出したら、感じ取ることができます。

習慣を変えるには、〈使い方（use）〉のパターンを変える必要があります。

あなたの思い（thinking）が深い次元で本当に変わるなら、すべてが変わります。新しい思いは、以前の神経パターンや神経筋パターンを呼び起こさないのです。

個人のナラティヴについて

〈個人のナラティヴ（personal narrative）〉を考えに入れる必要があります。人にはそれぞれ個々人のナラティヴ［主観的経験をまとめながら紡いでいる物語り］があって、それは自分が誰でどう生きるかということと完全に絡み合っています。朝目を覚ますとき、私たちはみんな自分個人のナラティヴとともに目覚めるのであって、自分の〈使い方（use）〉だけを伴って目覚めるわけではありません。私がヨガをするなら、やはり私個人のナラティヴに合致するやり方でやるのです。自分の使い方を変えていくとき本当に変えているのは、この個人的なナラティヴへのこだわり・愛着です。そうでなかったら、これまでの自分でいることがもっと上手になるだけでしょう。確かにこれにも価値はあります。ただ、もし本当に自分自身の神秘を紐解いて、実は別のあり方ができるかもしれない自分と出会いたければ、この個人的なナラティヴをシフトさせる必要があります。

朝目覚めるとき、自分が存在することのありがたさを本当に感じることがなかったら、私はただ起きて、いつものことを始めます。コーヒー、シャワー、朝食、仕事というふうに。物語りは常にそこにあって、自分がするすべてのことに浸み渡っています。でも一瞬のあいだ、その物語りに飛び込む前に、私たちはここに「いる」と気づくこともできます。すぐさまそれは環境そして物語りとの関わりの中で「自分でいる」という気づきに変わっていきます。目覚めると、私たちはほぼすぐに物語りのほうへと向かうのです。でもこの個人的な物語りに身を投じる前に、私たちには一瞬の間（ま）が確かにあって、目が開いてもう一日を生きている自分の命を自覚するその瞬間、あなたは「する（doing）」よりも「いる（being）」に

35

近いところにいます。

　試しにこれをやってみてください。朝目覚めて、この地球上での一日をまた始めるとき、一日の私的な関心事にまた身を投じる前に、時間に身を投じる前に時間から外れているという一瞬の気づきがあるかもしれません。自分のアイデンティティを再確認させてくれる一日の活動に身を投じ始める前の、この一瞬の「前置き」のあいだは、ただ自分という神秘の味わいだけがあるかもしれない。その一瞬、これまで眠って過ごした場で、「いる（being）」と「する（doing）」のはざまの空間に、ただ横たわります。そこにはなんの葛藤も不確かさもありません。前者を選ぶことで後者を抑制するのです。逆である必要はありません。

＊　　＊　　＊

　旅が始まる……。

　アイデンティティが待ち受けている……。

　物語りが始まる……。

　アイデンティティは個人のナラティヴと絡み合っていきますが、この個人のナラティヴは、進化のナラティヴから制約とサポートの両方を受けています。私たちがどう機能するかの本来の設計、人間であるという経験をプロセスするようにできているこのあり方は、何百万年も前に始まったものです。

　私たちの機能は、〈使い方〉に左右されます。使い方は社会的、経済的、文化的、遺伝的素因を伴った場の中で変化を遂げていきます。また使い方は、個人のナラティヴすなわち「私が属しているのはこういう物語り」と自分に言い聞かせている物語りへの愛着と、普遍的である進化のナラティヴ、その両方を映し出しています。個

人のナラティヴと進化のナラティヴは共存しているのです。だから
こそ人は、本来の自分を映し出していないかもしれない物語りに永
遠に愛着し続けるかわりに、もしかしたらこうなのかもしれない自
分、こうありたい自分、何回もの転生のあいだずっとこうだった自
分というものを省みることができます。そしてここで、アレクサン
ダー氏の発見が「変わる自由」への道を開くのです。

心（ハート）から教えることについて

　心（ハート）から教えるとは、ひとつの精神状態です。手の使い方が違ってきます。ほとんどの人は［レッスンに］やって来るとき、本物の自己肯定感を持ってはいません。自責の念や自己批判がたくさんある。虚栄心さえも、そうしたものの別の姿です。「これが正しい」「これは間違っている」「自分はまだ至らない」──この類のあれこれがあります。同時に、アレクサンダー氏はその人のふるまいを映し出す〈使い方（use）〉のパターン、その人が自身のあり方と関連づけているそのパターンを手放すよう求めたわけです。「これが私、変われない」を。変わるためには本当に、真に自分自身を見る必要があります。**本当に自分自身を見る。**アイデンティティとつながり合っている〈個人のナラティヴ（personal narrative：自分についての物語り）〉への忠誠から離れて、です。そこで、初めてヨーロッパで教えたときに私は気づいたのです──澄みきった明晰さで「自分自身をただ見る」という深淵に入って行ってもいい、と皆さんに思ってもらえたのは、その場に批判や決めつけが一切ないことを感じてもらえていたからだったことに。「これが正しい」「これは間違っている」のない場だったからだということに。

　あるとき妻と、一緒の時空間を分かち合う以外に特に理由もなく手を握り合っていたとき、こう言われたことがあります。「あなたが手を握ってくれると、全部許されているのがわかる」と。美しい言葉ですよね。許されるべき何かがあったとかではなく、彼女はただ、自分を見てもらえている、その瞬間の自分の存在を全面支持してもらえていると感じたのでした。私は何も教師としてあなたが生徒さんの手を握るよう提案したいわけではありません。ただ、あな

たが触れる手、その手を通した物理的な接触と交流は、相手の〈使い方〉がどんなに適切でなくても、ある意味「全部許されている」ことを確実に伝えるものでありたいし、そうやって一緒に過ごす時間は相手の自己実現の出発点でも終着点でもない、ということなのです。教師養成コースでこんなエクササイズをしてみました。ひとりの生徒がもうひとりとワークをし、それからワークをいったんやめて、人生でそのとき起きている何かについて相手の人が思い巡らすあいだ、ただ手を握っていてもらいました。教師役の人には、ただサポートとしてそこにいてもらいました。手のひらには受容体があります——愛を、やすらぎを、慈しみを、つながりを、受け取る受容体です。自分の手がシンプルにサポートを提供するという体験——そうするように私たちはできているわけですが——をしたあと、今度は教師役の人にアレクサンダー的な観点からワークをしてもらいました。教師の人にとっても生徒の人にとっても、違いは手に取るように明らかでした。

　心（ハート）から教えることは、何であれその人がしてきたことの全面的な受容を本人が見出す助けになります。良からぬものも含む数々の選択と、そうした選択の結果起きたことを、生徒さんが自分のアイデンティティと結びつけることなしに見つめる助けになります。そこには恥の気持ちがたくさんあったりするのです。

サポートについて

　私たちはみんな、何であれ自分がしたいと思うことに合わせて有機体が自分をサポートしてくれるようにできています。ですが、習慣的パターンが割って入ることがあって、すると身体は私たちをサポートの中に留めるために必要以上にがんばります。見合わない量の力を使うのは、サポートの中にいるという感覚がなくなるからです。

＊　　＊　　＊

　あなたが朝目覚めて、ベッドから飛び起きて、いつもの日課を始めるとします。一日じゅう、あなたはあれこれのことをしていきます。そして寝床に入る準備をして一日が終わり、眠りに就きます。生活の大部分は、ものごとを「する（doing）」ことに専念するものとなっています——自分の欲求とは別に「いる（being）」という感覚を大切にするのとは逆です。欲求にもとづいて、あなたはものごとをします。人生とは、一日のあいだ、もしくは一生のあいだに、大小さまざまな欲求をあれこれ満たしていくこと。その欲求が不在のとき、あなたは自分の中にあるどんな欲求とも別の何か、どんな欲求よりも大きな何かとの関わりの中にいることを体験します。すると、相互の関わり合いがもっと感じられてきます。サポートは、あなた自身とあるがままのすべて、その相互の関わりからやってきます。

　最近、私は〈進化のナラティヴ（evolutionary narrative）〉と〈個人のナラティヴ（personal narrative）〉について話すようになりました。個人のナラティヴ［自分についての物語り］はおおむね、あなた

のアイデンティティの感覚によって決まってきます。進化のナラティヴとは、進化の物語りのこと。すべては、ほかのものとの関わりの中で存在するようにできています。

　進化の面での物語りにおいては、あなたは創造物すべてに属しています。あなたは万物の一部です。すべての生命体は万物の一部です。そしてこれは、あなた個人の物語りとはほんの少ししか関係がありません。進化のナラティヴは確かに物語りであって、万物の創造にはストーリーがあります。私たちは長いあいだ、アイデンティティを持たずにいました――持つようになったのはずっと後になってからです。創造の原初の頃には、アイデンティティはありませんでした。ジュリアン・ジェインズが書いた『神々の沈黙――意識の誕生と文明の興亡（The Origin of Consciousness in the Breakdown of the Bicameral Mind）』という本があります。彼の考えによると、『イーリアス（Iliad）』の時点では個人のアイデンティティの感覚はなかった。『オデュッセイア（Odyssey)』の頃には、「私は私の行為に責任がある」という概念が生まれていたとのこと。「私」――個人としての責任――はどの時点で登場するのでしょう？　それ以前は神々にすべての責任があったわけですが。

　私たち人類は、「いる（being）」よりも「する（doing）」を好みます。仏陀は少しばかり、人々をそこから引き離そうと試みました。その教えはより広い視座を与えてくれています。アレクサンダー的な視点から、私は「いる」と「する」を区別していて、それはどうしてかというと、「する」にフォーカスしすぎるとサポートから切り離される傾向が私たちにはあるからです。私たちは本来、自分がしていることをしているあいだじゅうサポートの中にいるようにできています。

観察について

────────────

　誰かを観察するとき、その人を見る（look）こともできるし、そ
れに加えて、もしくはその代わりに、見えてくるものと出会う (see)
こともできます。人を見るとき、自分自身を投影するような見方で
見ることもできます。あるいは、その人が現れてくるのにまかせる
こともできます。相手のことを本当に受け取るなら、本当にその瞬
間の相手をあるがままに見るなら、相手の人はそのときの自分自身
に近い自分を見てもらっていると感じるし、あなたもその人から見
てもらいやすくなります。

　人を見る見方のひとつは、部分を見ること。「ほら、首の筋肉の
張力バランスが今変わりましたね」という具合に。でも肝心なのは
部分ではなく、常にまるごとのその人であり、その人の身体面で
の〈自分の使い方（use）〉がいかに思考・感情・知覚の質を反映し
ているか、ということです。その人の全体が見える見方、部分部分
がいかに全体と一致しているかが見える見方を培っていきたいので
す。

　ときには、［レッスンに］いらした人の部分部分があまりうまく全体
となじんでいないこともあります。でも潜在的可能性はいつも必ず
そこにあります。

　人を見るとき、制約のある部分を見ていくこともできます。「こ
の人の〈自分の使い方〉は私の予想どおりだな」というような考え
があるときは、自分の予想を後押ししてしまっているところがあり
ます。制約のある部分に気づきつつも、その向こうにある潜在的可
能性を視野に入れると違ってきます。

　自分は相手のことを知らないのだと知りつつ、相手に出会う必要

があります。

　マザー・テレサやエックハルト・トールをはじめとする優れた導き手の多くに、アレクサンダー用語でいうところの〈引き下げ（pull down）〉——非効率的な自分の使い方を意味するもの——が見られます。私たちはこの星にいるあいだは身体を通して自己を経験します。強靭な精神と高度に発達した頭脳のために、身体がそれほど重要ではないかもしれない人も中にはいるのです。スティーヴン・ホーキングの生涯を見てください。たぐいまれな人たちです。

　相手の人、そしてその人の習慣を観察しているとき、あなたに本当に見えているのは、習慣への本人の献身・こだわりです。「見る（look）」と「見えてくるものと出会う（see）」は違います。見ることには、たくさんの記憶が伴います。覚えていることや定義してきたことの目で見るわけです。見えてくるものと出会い、自分自身を見てもらうのを許すということには、真の美しさがあります。今ここにある目で、今ここにある心で、今ここにあるタッチで、相手を受け取り、相手にも自分を受け取ってもらうのです。人の潜在的可能性とワークしたいなら、新しい見方でその人を見る必要があります——本当に、見えてくるものと出会わないといけないのです。

　誰かを観察するとき、〈誤用（misuse）〉すなわち本来のデザインから外れた使い方で自身を使っているのを観察することもあるでしょうし、あっていいでしょう。ただしワークしたい対象はその誤用ではなく、潜在的可能性のほうです。あなたは判断を下そうとしているのではなく、何が可能かを思い出させてもらっているのです。

　観察したことのすべてが大事です。でも解剖学やアライメント［関節や骨の並び］の次元だけに留まっていると、その人のそれ以外の側面を見落としてしまいます。"いい〈使い方〉"に干渉していることがらに観察対象を限定してしまうと、相手の人にとってはそこま

で有益ではなくなります。その人が新しい体験を自分のナラティヴ［自分についての物語り］の一部にできる可能性が低くなるからです。

＊　　＊　　＊

観察するときあなたは、あらかじめ動いている川に足を踏み入れます。為すべきことは何もなく、起こすべきことも何もありません。あなたがその川に入ることで、その人がその人でいるという経験が鮮明になるのです。

＊　　＊　　＊

最近よく話しているのですが、レッスンにやってくる人は対象物のように見られるべきではなく、人として見てもらえるようであるべきです。お互いが一緒にいることの安心を確認できたら、まずあなたは相手の人の〈使い方〉に目を向けるよりも前に、顔の表情を見ています――〈使い方〉を見るよりもずっと前に、その「人」を見ています。誰かと会ったとき即座に「この人といて安全だ」という意識が確立するにはミラーニューロンが一役買っていて、このミラーニューロンについてはすでに数多くの論文があります。私たちが誰かに初めて会うとき、ほぼ即座に下しているかすかな定義があるわけです。あなたは相手の人が話をするのを見守ります。その人が自分の話をしていくにつれ、〈使い方〉のパターンが前面に出てきます。もしあなたが相手の〈使い方〉だけに手を置くなら、その〈使い方〉について正しい・間違いの判断を下しているような感じがかすかに生じます。でももし、その人があなたのところに来ることにした自分なりの理由と、そのために今どう感じているかを、あなたにまず認識してもらえていたら、手が置かれる前にそこには信頼が

あります。まず最初にしたいのは、こちらが言わんとすることを信頼してもらうこと、そしてあなた自身が自分の言わんとすることを信頼すること。その人ならではの〈使い方〉は、その人のものです。

　教師養成クラスで最近、ある生徒さんがバイオリンを弾くところを見ていました。トレーニー［訓練生］はみんな、その奏者の〈使い方〉よりもその人の精神状態、その人の注意の質によって生じる気持ちのほうについて話していました。観察はまったく客観分析的ではありませんでした。誰かのことを本当に観察しているとき、あなたは単に、本人が現時点では持ち合わせていない知識とともにその人を見ているだけなのです。その知識はいきなり共有しないこと——相手の存在を認めるまでは共有しないのです。教師養成クラスではここしばらく、お互いを見るというエクササイズをやっています。やってみると気づくのは、相手を見たその瞬間に素早くその人を定義しているということ。すると相手は自分を見てもらえたとは感じず、定義されたと感じます。次に、もう一度相手を見て、そこで定義を保留して、その人についての情報がどれだけもっと現れてくるかを見てもらいます。すると決まって、観察されているほうの人は、定義されたと感じるよりも、自分を見てもらえたと感じるのです。相手を定義したうえで手を置き、次にこのエクササイズの後半をやってみてから手を置く、ということもやってみています。観察はまさに、定義の保留からやってくるのです。

　私たちは個々のアイデンティティの感覚を常に持ち歩いています。先日ラジオのニュースで、ある政治家に流れるアメリカ先住民の系譜について耳にしました。そのニュース報道では、アイデンティティの感覚とは社会的に構築されるものであって科学ではない、という考えが掘り下げられていました。アイデンティティは客観分析的なものではなく、社会的なものです——自分自身に照らして、そ

して他者に照らして自分は何者なのかということ。そして他者にどう認知されているのかということ。天地創造によって私たちが授からなかった唯一のものが、他者に見えているように己を見る見方です。だから本当にいいレッスンを望むなら、こうしたことの真髄になんとか分け入っていきたいのです。そのときのあるがままのその人、見えてくるままのその人を見るのは、本当に、結構可能なことだからです。

　フランク・ジョーンズ [(3)] はそういうところに入って行って変化を生み出すことに実に長けていて、非常に熟達したやり方でワークを「人」に届けていました。フランクの言葉は叡智に満ちていました。ある人のプライマリー・ムーブメントへの干渉は、その次の人のとは違います。それぞれみんな違っているのです。こちらが差し出すものへの反応具合に応じて、そうした違いに遭遇します。すぐ反応が返ってくる人もいれば、反応がとてもゆっくりな人もいます。そしてこちらは、触れているとは露ほども気づかずに、その人に大きく影響を及ぼす何かに触れているのです。なので観察は、進行する連続性の一部になっている必要があります——観察はレッスンの最中に変化していくからです。

　実際のその人かもしれないその人を本当に見るなら、ふさわしいやり方でその人に触れることができる可能性がずっと高まります。

＊　＊　＊

原注 (3)　フランク・ピアス・ジョーンズ（Frank Pierce Jones）はボストンのタフツ大学元教授で、F.M. アレクサンダーとその弟の A.R. アレクサンダーに師事したアレクサンダー教師。早くからアレクサンダー・テクニークについての科学的研究を行い、1979 年出版の著書『Body Awareness in Action』（Schocken Books、未邦訳）に詳細を記述。同書は『Freedom to Change』（未邦訳）と改題して 1997 年に復刊。

頭―首―背中の関係性など、部分で人を見ることはしたくないものです。誰かが普段からよく見せる顔の表情――その人の“基本の型”というか、特定の感情が作用していないときの顔――を見るというエクササイズを教師養成クラスでやってみたことがあります。そのあとで、その人の身体のほかの部分に一つひとつ気を向けていくと、胸、足首、顎など身体のあらゆる部分が、その人がよく見せる顔の表情とまさに同じように見えるのです。人は全体であり完全であって、身体の一部を見たり触れたりするときは、身体のあらゆる部位にある同じものに触れているということが、この観察結果からはっきりとわかります。

＊　＊　＊

　観察されるものは、観察者からの影響を受けずにはいられません。

欲求について

━━━━━━━━━

　私たちは欲求によって動機づけられています。欲求がなかったら、煩悩のないお釈迦さまのようになるでしょう。でも地球での暮らしでは欲求が一切ない状態にはなれません。大事なのは、欲求に支配されないでいること。

　一瞬の間（ま）をとって、欲求──たとえば今手にしているお茶を飲みたいという欲求──を本当に体験してみるなら、欲求をただ「満たそう」としているときよりも深い体験を得るでしょう。

*　*　*

　欲求によって動機づけられている、という話を私がするとき、それは「いる（being）」と「する（doing）」の文脈において、すなわちアイデンティティの文脈においての話です。私たちはこの星に生を受けて自分でいる、という体験をプロセス［咀嚼・消化・吸収］するようにできていて、それが私たちのもともとの設計・デザインです。選択をする人はあなた以外に誰もいません。体験をプロセスするようにできている本来の設計・デザインにもっと即した使い方で自分自身を使うとき、あなたはよりよい選択をします──決めつけの少ない、もっと包容的な選択です。すると人との交流が深みを増すのです。

教師の役割について

　人は［レッスンに］来るとき、取り組みたいニーズを抱えています。あなたはその人に会います。もしあなたが〈使い方（use）〉にすごくとらわれていれば、その人の〈使い方〉に注視して、隅から隅まで見て〈使い方〉を目にします。それには何も問題はないのですが、ただ、舟に乗り損なうことにはなってしまう。F.M. アレクサンダーがやっていたのがこれで、アレクサンダー氏は〈使い方〉を変化させ、かなりの程度まで矯正するスキルに秀でていました。パトリック・マクドナルド [4] もアレクサンダー氏の伝記作家にこう言ったことがあるくらいです。アレクサンダー氏は人の〈使い方〉をよりよく変化させることに非常に長けていた、けれど自分が手を触れている相手が誰なのかはさっぱりわかっていなかった、と。この傾向は、広い目で見たアレクサンダー・コミュニティーに今も現存しています。

　定義を保留すると違ってきます。あなたはニーズを抱えた人と出会います。そのニーズは、当人の〈使い方〉に映し出されています。〈使い方〉は、その人の〈個人のナラティヴ（personal narrative）〉へのこだわり・愛着を映し出しています。〈個人のナラティヴ〉とは、朝一緒に目を覚ますストーリーのことで、今に至るまでの人生のストーリーです――誰もがこれまで自分が何を生きてきたか知っています。ほとんどの人はこのストーリーにあまりにもとらわれているために、その外に出るのが難しくなっています。人はストーリーな

原注 (4)　パトリック・マクドナルドは F.M. アレクサンダーの最初の教師養成プログラムの卒業生。第一世代のアレクサンダー教師を代表するひとりとなり、自身の教師養成コースを発足。マクドナルドの教師養成プログラムは、その後に教師養成コースを率いることにした大勢の教師に影響を与えた。

しには生きられません——ストーリーがないのはアルツハイマーのような状態です——が、ストーリーに入れ込むあまり、別の視点からものを見にくくなったり、ほかの潜在的な可能性にアクセスしにくくなったりするのです。これはアイデンティティの習慣です。私はあなたの動くように動いたり、あなたの考えるように考えたりはできないし、その必要もありません。

ですから、来てくれた人と出会いたければ、そして〈使い方〉のパターンが変わることに対して本人に大丈夫と思ってもらいたければ、必ずしも／単に、その人を映し出している〈使い方〉を見るのでなく、〈使い方〉に映し出されているその「人」を見たいのです。

誰かしらのそばへ行ってその人の〈使い方〉だけにワークすることにも、明らかに価値はあります。でもこれを職業としてしばらく続けるなら、きっとつまらなくなるでしょう。このワークの価値は自分を分かち合うことにあります。人生のどの部分の価値も、やはりそこにある。分かち合えば分かち合うほど、相手も分かち合ってくれます。私たちがしようとしているのは、目の前にいる人のために、今ここにいること。自分が今ここにいればいるほど、相手も今ここにいてくれます。分かち合わない人生よりも分かち合う人生のほうがいい、と私はいつも思ってきました。あなたは自分が知っていることを差し出すなかで、差し出しているものを相手から受け取るのです。

* * *

教師は親がすることをします。親は人生でさまざまな経験をしてきています。例えば道を渡ること。やったことがあるからやり方を知っています。初めてひとりで道を渡ろうとしている子どもに、「やってみせるから見ててね、それから渡るのよ」とは言わないで

すよね。その子がひとりでやってみるために必要な情報を取り込む
あいだ、手を握ってあげて、サポートがあるのを感じていられるよ
う場を保ってあげるでしょう。「場を保って」あげて、そして本人
が必要な情報をプロセス［咀嚼・消化・吸収］できたなと感じたら、行
かせてあげるのです。

　アレクサンダー教師は相手の生徒さんが吸収できる情報の量と、
吸収し終えたタイミングに敏感でいる必要があります。手放すこと
を生徒さんに提案するとき、あなたはまだそこにいますか？ そこ
にいてもらっていると感じられない場合、生徒さんは手放さないで
しょう。

　このティーチングは自分自身との対話の仕方を変えます。私があ
なたに手を置くとき、あなたとあなた自身との関わりが変わります。

　もし判断を下すためにこのワークを使うなら――その人の〈使い
方〉がどうかという自分の考えを基準にして、相手を判断しようと
するなら――このワークのすべての価値が無に帰します。その人の
物理的な姿勢がどう見えるかではないのです。

　姿勢は、動きのひとつのフェーズです。ただしこのフェーズは引
き伸ばすこともできて、アイデンティティに関わるものとして意識
的に、あるいは無意識に、維持することができます。アイデンティ
ティとはそのときどきに本人が「自分はこういう人でないといけな
い」と思い込んでいるありようです。変化の列車が走ってきて、汽
笛を鳴らして乗車を促しているところを想像してみましょうか。こ
の列車はすべての駅に停車するけれど、停車時間はほんの一瞬。も
し決まったあり方、考え方、感じ方、ものの見方にその人が固くし
がみついていたら、ホームに列車が入ってきても乗り込まなかった
りするでしょう。人は列車が走り過ぎるのを見ていることもできる
し、列車に乗り込むこともできるのです。列車はあなたを乗せずに

先へと進んでいく。進行する現在は、あなたなしで先へと動いていきます。思い出してください、瞬間とは動きです。そして現在とは、あなたがそこに属することを選んだ瞬間以外の何でもありません。あなたはこの世に生まれた瞬間に、切符を手渡されていました。人は自分の望みどおりに「定義された」まま、ひとりでホームに立っていることもできれば、列車に乗り込むこともできるのです。

＊　＊　＊

　武術家は何度も繰り返し定義を保留することで、いつどのように動くのか、何のためにそうするのかを瞬時に知ることができるよう訓練します。自分を信頼し、なすべきことも手を放すタイミングもその時になればわかると信じなくてはいけないのです。トレーニング中、みなさんは時間をとって定義を保留します——真の変容の瞬間が訪れたとき、まさしく何をしたらいいかが即座にわかるように。何度も繰り返される同じストーリーに執着するかわりに、その瞬間に自分がどう現れてくるのかに喜びを見出してください。

　教師として何をするのであっても、その人が知っていること・知っていると思っていることを放棄させようとするためにこのワークを使ってはなりません。

＊　＊　＊

　教えるためのトレーニングを積むにつれ、このワークの自分にとっての意味と、それをどう人に伝えていくのかをみなさんは明確にし始めます。自分にとってのワークの意味が、本当の意味ではっきりし始めるのはこのときです。同時に、誰かにこれを手渡していきたい、新しい視点から自分の理解を深めていきたいと思うように

なります。自分の贈りもの――音楽やダンスやいろいろなもの――は、贈らないでいると内側で破裂します。あなたであるものを差し出さないといけないのです。

「それが意味するものにあなたがなったとき、その意味がわかるだろう」

――ニール・ドナルド・ウォルシュ著『明日の神（Tomorrow's God: Our Greatest Spiritual Challenge）』

つまるところ、あなた自身、そしてあなたが他者と分かち合いたいと望むあなたこそが、このワークのすべてです。何か――愛とか自尊心とか――を探して駆けまわることもできます。でも本当はただ、あなたであるものを分かち合えばいい。トレーニング中に身につけたことを全部使って、自分が実は誰なのかを見つけ出し、それを分かち合うのです。あなたにとっての安全は、自分を信じる心です。あなたが息絶えるときまでここにい続けるのは、ほかでもない自分なのだから、真実の自分とできるだけ近しくなりましょう。成長をいとわず、身につけたことを譲り分けるのを惜しまなかったために、人として今のようになった自分を信頼してください。自分自身を信頼してください。私にとってこのワーク、この教えのかなめは、常に有為転変しながら生起する自分自身を信頼することを覚えて、アイデンティティの流動的な本質を感受することにあります。信頼していない誰かと一晩一緒に眠ったりしますか？ しないでしょう。

＊　＊　＊

私の人生において、〈私個人のナラティヴ〉は出生時のトラウマによって強烈に形づくられていたのですが、最初のアレクサンダーのレッスンをフランク・ピアス・ジョーンズに受けるまで、それが

どう自分に影響していたか露ほどもわかっていませんでした。私の出生時、主治医は飲酒状態でした。看護師たちはこの医師の酔いが十分に醒めて私をとりあげられるようになるまで、分娩を遅らせようと私を母の胎内に押し戻しました。私にとって最初の人間との接触は、歓迎されていない、というものでした。まっしぐらにこの地球への門をくぐった私をやさしく包み込む、愛ある手はそこにはなかった。人間との最初の接触、生まれ出てきた私に最初に触れた手のひらが伝えてきたのは、拒絶と裏切りでした――「戻りなさい、こっちに来ないで」と。看護師たちの女性的エネルギー（陰の気）からのこの拒絶は、医師の酔いが醒めるまで一時間半ものあいだ続きました。その後追い打ちをかけたのが、男性的エネルギー（陽の気）による酔った状態での高位鉗子分娩で、このせいで神経に後遺症が残りました。つまりエネルギーの次元では、この世界にやってきた私に触れたのは愛や思いやりではなく、拒絶と裏切り、それに酔った手による暴行でした。私が生まれて最初の二日間、母も私も生死をさまよいました。そんなわけでこの世に入ってきたときの私はボロボロの子どもで、そのまま、出生時に女性的なものからは拒まれ裏切られ、男性的なものからは傷つけられたトラウマを無意識に抱えたまま、怒れる青年になりました。でもこれは本当の私ではなかったし、決して自分から選び取りたいと思うような人生経験ではなかった。この出生体験は、私がフランク・ピアス・ジョーンズに出会うまで、人生の最初の29年間に目に見える影響を及ぼしていました。フランクとの初回のレッスンで、生まれて初めて、この人には手を置かれてもまったく脅威を感じない、という体験を私はしました。ただ、フランクに触れてもらうまで、自分が脅威を感じていたことすらわかっていなかったのです。私は興味を引かれました。「脅威を感じていた私」は、この初回のレッスン後にタフツ大学のフランクの教授室を出たときの「私の全部」だったわけではな

かったのです。それでも、自分の現実を見つけ出してプロセスして
いくには年月がかかりました。私たちが教えるのは、自分が誰なの
かということ。この世界で自分を使っている今の使い方が、本当に
望むものから自分を遠ざけているのかもしれないという自覚へと、
その人を導くのです。そしてこの世界での自身のふるまい方が、少
なくとも部分的には習慣的な考えやものの見方、感じ方に条件づけ
されているという、体験に深々と根差した自覚へと導くのです。す
べての習慣は、アイデンティティの習慣です。

　アレクサンダーのワークのかなめは、何であれ自分がゴールと
して定義したもの、自分が達成したいと思っていることに、自分を
渡しきってしまわないことにあります。本当に大切なものを見つけ
るために、どこか外へ出向いていく必要はないのです。今自分がい
るところ以外のどこかにいなくては、とあなたが思っていることこ
そが、解くべき謎です。自分はすでに知っていると知らなくては
いけない、というのがこの謎の答えです。私はみなさんがすでに
持っているもの以外、何もあげません。これは〈ディレクション
（directions）〉を送り出すことに似ています。首が自由でないから
自由になってもらおうとするわけではないのです。首に自由をお願
いするのは、妥協はあっても、首はすでに自由だからです。いくら
かの自由もないのなら、それは臨終を意味するでしょう。

＊　＊　＊

　パトリック・マクドナルドは言っています、F.M. アレクサンダー
は不足ベースの教育――そういう言い方を彼はしなかったのだけれ
ど――すなわち生徒が間違ってやっていることを見ていくのが本当
に得意だった、と。そういう教え方が長年されていたわけです。き
わめて批判的で矯正的でした。でも時代がそうだったのです。「相

手がどうであっても、なんとかしてみせる」——そういう考え方でした。F.M.は〈使い方〉に大変長けていて、手をどこかに置くとき、なぜそこに置くのかが彼には正確にわかっていました。でもワークをしている相手が誰なのかはわかっていなかったらしい。F.M.については、これと同じ情報を私はフランク・ジョーンズからも聞いていますし、同じくF.M.と弟のA.R.の両方からトレーニングを受けていたフランクの妻ヘレンからも聞いています。

ほとんどの人は、その瞬間にどれだけ非効率なあり方をしていようと、本当の自分であるものを見てほしいし聞いてほしいと思っています。

不足ベースのアプローチだと、〈使い方〉だけにフォーカスすることでその「人」を見過ごしてしまうかもしれません。その人全部を見る必要があります。相手の顔、表情を見てください。生徒さんを見ることができるなら、相手の〈使い方〉のパターンが見えるなら、それが顔に映し出されているのが見えるはずです。そして無防備さ・傷つきやすさが見えるはずです。そして教わることを必要としているのではなく、実際の自分であるものを認めてもらうこと、そこにもっと近くなるために導いてもらうことを必要としている人が見えるはずです。

本当に見るためには、定義を保留する必要があります。私たちの誰もがことごとく定義を欲しがります。そこには本質的に何も問題はありません。ただ、定義はたいてい自分のすぐ隣にあるのです——それなのに、あまりにも欲しがるがゆえに私たちは「今ここ」にいなくなってしまう。定義を手にしていない、とあらかじめ想定してしまうのです。でもすでにそれはあなたのもとにあります。このことこそを教師は教えていくのです——私にとってはそれがアレクサンダー・テクニークです。

＊　＊　＊

　私が教えていることとは？

　実践的意識――の応用。

　アレクサンダー氏は「アレクサンダー・テクニーク」を教えました。これをした人は、たぶん彼が最後でした。

　私はよりよい世界のビジョンを教えています。アレクサンダー氏も同じ考えを持っていたと思っています。

　私はフランク・ピアス・ジョーンズに学んだレッスンに、なかでもアレクサンダー氏のやり方を必ずしも踏襲せずに同氏の発見を教えるというフランクの見地に、大きく影響を受けています。フランクは著書『Body Awareness in Action』の中でこう書いています。

　　教えることで目指すのは、私の考えでは、自己発見の境地――F.M. が鏡の中に見たものを身体感覚言語（kinesthetic terms）に翻訳できるようになり、その新しい知識を自身の問題解決に用いることができるようになって、実質的に自分が自分の使い方の専門家になるに至ったあの境地に、生徒を連れていくことにある。これを達成するために、F.M. が彼の発見に至るまでのあいだに踏んだ手順や、私がこのテクニークを学び始めたときに踏んだ手順と同じ手順を踏むことが、必要だとも、望ましいとも、ましてや可能だとも思わない。私が目指すのは、できるだけ速く確実に、現時点での私の知識と理解がもたらし得る恩恵を生徒に差し出すこと、そして私自身の進歩を遅らせることになった出だしでの失敗や数々の誤解を、生徒が避けられるよう手助けすることである。[5]

原注 (5)　『Body Awareness in Action』(Schocken Books、1979 年、未邦訳) p.153

アレクサンダー・テクニークを教えることを志として立てて、体現する準備がまだできていない行動水準に達しようとして〈ディレクション〉を使っていくことを、私は疑問視しています。自分自身でいる自分に出会い、習慣的にこれが " 自分 " だとみなしているあり方が今現在の状況においてそうありたい " 自分 " なのかどうかをそのときどきの状況下で決める方法として、私は意識、そして意識の実生活への応用を教えています。そしてアレクサンダー氏が得た洞察を使って、そのときどきに「こういう人でいないとけない」と思っている自分とは別のあり方があるかもしれないという神秘を探ることに、どう意識を用いるかを実地で示しています。これは〈抑制〉の瞬間になるのです——オイゲン・ヘリゲルが書いていた弓道家の「緊張がもっとも高まる」[6]瞬間、的（自分の映し姿）の前に立ち、成し遂げようとしていることに対して的はどこにあるのかに深く気づいているなかで、弦を引きしぼり、一番握りしめていたいその瞬間に放すのです。

＊　　＊　　＊

　先生でいるのを減らして、もっと生徒でいよう。あなたは教師だけれど、それはひとえに、あなたの学ぼうとする気持ちの大きさに比例してのこと。

　教えているとき確実に助けになるのは、その生徒さんがその経験を経験しているときの立会人でいることです。

より。同書は『Freedom to Change』（未邦訳）と改題して 1997 年に復刊。

原注 (6)　『Zen in the Art of Archery』（Rutledge and Keegan Paul Ltd、1953 年、邦題『弓と禅』）p.35 より。

教師が生徒に教えていることについて

「何を教えているか」の今の私流の定義は、アレクサンダー氏に対するひとつのオマージュだと思っています。教えるうえで私はアレクサンダー氏の一連の発見にフォーカスしています——どれも最初は、誰にも解決できなかった問題、すなわち自身の発声の問題を解決しようとして見つけ出されたもの。長年の発声の問題への自身の対処法が功を奏したので、回復のために用いたテクニックを教え始めたわけです。「アレクサンダー・テクニーク」を教えた人はF.M.アレクサンダーだけだったのではないか、と私はよく言っています。ですから教えるときの私のフォーカスは、最終的にアレクサンダー・テクニークへとつながっていくことになった彼の一連の発見にあります。オマージュとはそういう意味です。教師は基本的に、〈使い方（use）〉の概念を生徒に紹介していきます——これはふさわしく理解されれば文字通りその人の人生を変革できるもの。身体感覚の知覚（kinesthetic sense of perception）を使うことで、自分が何をやっているかだけでなく、それをやるためにどう自分自身を使っているかに気づけることを教師は説明します。生徒は、自分自身を観察する方法と自分の行動パターンを見る方法へと導かれていきます。人間本来の機能設計からあまりにも外れて自分自身を使っていると、問題に出くわすことになります。教師は生徒が自分のパターンを見出せるよう導きます。

ハンズオンのワークでは、生徒は身体全般において適度なレベルの筋緊張を体験し、それによって軽さの感覚や統合感を覚えます。この感覚を追い求めて、もう一度見つけ出したいと常に望んでしまう傾向が誰しもあります。そうなると、生徒は教師に特定のことを

期待するのに慣れてしまいます。まったく同じ体験は、二度とありません。最初の体験は扉を開いてくれるもの。その後は、自分がかつてした体験を探すのではなく、今している体験を探してください。アレクサンダー・ワークは何に使えるかというと、進行中の現在に留まるための助けになるのです――「自分が経験している経験にどれだけ深く身を投じていられるか」ということ。人とワークするとき、私はどちらかというと習慣には興味がありません――参照点として、あるいはその奥にある深いサポートへの入り口として、習慣に関心を向けることはしますが。その奥にある世界、「今ある状況」とともにあるその世界にこそ、私は触れようとしています。

　レッスンにくる人は、慣れ親しんだもの、習慣的なものを携えています。それらはすること（doing）に偏重しています。いること（being）のモードにもっと入っているときは、どちらかというと、自分の欲望・欲求とは別の何かとの関わりが大切で、それは個人的な欲望・欲求と必ずしも相容れないわけではないけれど、もっと広やかに全面的に自分を明け渡すことと確実につながっています。存在（being）の内側には、その人の潜在的可能性があって、それを思い出してもらうためにあなたは相手に触れています。私たちはみんな、既知のものに慣れています。でも人間には、既知のものよりももっと多くがあるのです。

　どうワークすると、習慣よりも潜在的可能性を体験してもらえるでしょう？　私たち教師の存在理由はそこにあります。手を通して知らせることに加えて、ワークが本人にとってどう役立ち得るかを言葉でも説明しましょう。話したり質問に答えたりするとき、教師としての自分とともにいてください。手を置いていてもいなくても、関係性は同じです。あなたは自分とともにいて、受け取っている。あなたが差し出せるのは受け取れるものだけです。

ストーリーについて

　私たちはみんなストーリーを持っています。人と初めて会うとき、ストーリーを交換し合います。話すのは、自分が今のようになる一端を担ったストーリー。そうしたストーリーは、経験の質が基になっています。あなたがした経験は、その性質ゆえに、人生を形づくったと感じるくらい自分に影響を及ぼしたのです。いくつものストーリーが合わさってあなたの中にあります。たいていそこには一筋の一貫性があります。ただ、もし私が自分のストーリーを話すときに、その経験をしたときと同じように自分自身を使うなら、学んだことを活かさずにいることになってしまいます。これをして一生を過ごすと、適応的な〈使い方（use）〉のパターンを持つことになって、学んだことを糧にできないままになってしまいます。

　私が最初に〈ストーリーワーク〉を始めたのは、12年間教員として在籍していたハーバード大学のアメリカン・レパートリー・シアター付属高等演劇研究所で、俳優たちを相手にしていたときでした。毎学期の初めに、担当クラスの俳優のみなさんに少し自分自身について話してもらうようにしていました。キラキラした、奇想天外な「語り」をいろいろ聞かせてもらいました。みんな同じようだなあ、と思ったものです。誰もがあまり本人らしくない身振り手振りになる使い方で自分自身を使っていました。でも、そういうことを告げることが私の目的ではありません。そこで私は「あなたの話をして」と言いました。そして話し手とワークをしてから、もう一度話してもらってみたのです。みんなそれぞれ、本当に違ったものが出てきました。そこから彼らの学び方がまるごと変わりました――私のクラスでだけでなく、研究所全体での学び方が変わったので

す。彼ら全員の成長ぶりは、見ていて驚きでした。

　それ以来、アイルランドを皮切りに、ワークショップでもやって みるようになりました。

　誰もがストーリーを持っています。毎朝、これまで生きてきたス トーリーの中へと目覚めるのです。人は胎内から出てきて、お乳を 飲みます。その瞬間はまだ他者という感覚がなく、自分＝お母さん の乳房です。成長・発達のほとんどは触れることから生じます。そ れがすべてに先立ちます。触れること＝タッチとはすごいものなの です。人は何にでも触れるようにできています。人はお互いに触れ るようにできています。触れることを通じて操作するのではなく、 触れることを通じて知らせる・知らされるようにできているのです。

　やがて、自分＝お母さんの乳房ではなくなる時がやってきます。 音が聞こえて、まわりのものが見えてきます。でも見えたものや聞 こえたものは自分ではない。じゃあ、自分とは？──この小さな課 題に、そのあとの一生をかけて取り組んでいくわけです。「他者が 自分ではないのなら、自分とは何なんだろう？」。そこからあなた のストーリーが始まります。

　生涯を通じて、人はストーリーに満ちあふれています。いくつか のストーリーは意図的に抑圧されています。身体もそういうことを します──たとえば、出生時の苦痛の記憶を抑圧しています。スト ーリーの中には、気づきもしないうちに出てくるものもあります。ま た、何度も語っているストーリーもあって、これはアイデンティティ の下地を形成しています。私たちは「こういう自分でいなければ」 と感じている自分でいるほうが楽だ、と感じています。アレクサン ダーのレッスンで誰かに触れるときには、「自分はこうでいなけれ ば」とその人が思い込んでいるストーリーよりも、実際のその人の ほうに本人が歩み寄れるように、そのタッチを使うことができます。

私たちがお互いに話すストーリーは関係性の中から生まれていて、そこが大事なところです。自分自身のストーリーだと思っていますが、それは関係性の中にあるストーリーなのです。ということは、変化は関係性の中で起こるのであって、関係性から外れたところでは起きません。ストーリーは書き換えることができます。〈使い方〉を変えずにストーリーを書き換えるのは至難の業です。

　アレクサンダー氏の写っている数々の写真を見ると、多くの場合本人は撮影されていたことに気づいていなかったとも、なるべく直立姿勢でいたとも、私には信じがたいのです。自分の〈使い方〉を変えるとは、常に"アレクサンダー化"した人のように見えていないといけない、ということではありません。流動性があるということなのです——反応の流動性、アイデンティティの流動性です。でも私たちは自分を流動的だとは思わないのですね。でも人に手を置くと、流動性を感じられます。

＊　＊　＊

　ワークするとき、その人の〈個人のナラティヴ（personal narrative）〉と〈使い方〉を区別できますか？　その人は〈個人のナラティヴ〉に深く入り込んでいるあまり、ほかの可能性が見えなくなっているでしょうか？〈使い方〉を通して、あなたは相手の〈個人のナラティヴ〉に触れていけます。これができると、ワークは興味深いものであり続けます——その人が必ず、現れてくるからです。

　この〈ナラティヴ〉への執着・愛着こそが、アイデンティティの流動性を抑え込んでいます。やがて何事かが起きてそこから投げ出されて、「わあ、まったく新しい人生が始まった」というふうになる。あなたが感知できるようでありたいのは、この〈ナラティヴ〉への執着・愛着です——その人がいつ〈ナラティヴ〉にとらわれていて、

それがどうその人の〈使い方〉に影響しているのかということ。

*　*　*

　自分のストーリーを語るとき、その状況を作り出した元の状態を再現することもできれば、学んだことを使うこともできます。

　痛みやつらさがあって人があなたのところにやってくるとき、その人は助けになる情報を探し求めています。自分のストーリーを話すとき、その人はたいてい痛みやつらさを作り出すことになったのと同じやり方で自分自身を使っています。そこで教師はその人とワークします。ポイントは「自分はこういう人だった」と思い出せる自分ではなく、「今はこういう人になった」という自分から、そのストーリーを語ることにあります。

　責任を引き受けることは力になります。毎瞬毎瞬、あなたには選択肢があります。何でも外の力のせいにしないということです。

　アレクサンダー教師はその人が本当にやりたいことをやるのを許せるよう、ほんのちょっとの後押しをするのです。

　誰かが大事なストーリーを話してくれているときは、完全に耳を傾けましょう。ただし、相手の痛み・つらさに飲み込まれないこと。あなたは同情するためではなく、サポートするためにそこにいます。同情するとは、渦中に飲み込まれること。慈しみ・思いやりというのは、別の選択肢を差し出すことです。

　あなたが悲嘆に暮れているとします。縮こまる〈使い方〉のパターンに入っていると、その悲しみを感じるはずですが深く体験することはないでしょう。すると結局、またその体験をしないといけなくなります。悲しみを本当に体験すべく、自分自身を開かなければならないのです。

誰かに手を置くとき、ある意味あなたはその人のストーリーに手を置いています。身体組織の状態は、それまでにその人に起こったありとあらゆることを反映しています。

　個人的なストーリーは、分かち合わないでいると完了しません。ストーリーは、切り離されては存在できない宇宙の一部です。相手が話してくれているストーリーが本物のストーリーかどうかは、見分けがつきます。興奮を伴っている感じがあるなら、まだそれは深いストーリーではありません。深いストーリーに達すると、本当に静かになります。

＊　　＊　　＊

　前述したように、私たちはみんなストーリーを持っています。ストーリーのいくつかは、自分が今のようになる一端を担ったもの。私のストーリーの中から、思春期の話をひとつしたいと思います。

　私はアメリカ南部で育ちました。そこでは1960年当時、学校やレストラン、映画館、水飲み場などが依然として人種隔離されていました。別の言い方をすると、白人と黒人は交わりから隔てられていました。あなたが黒人なら、レストランで白人と隣り合わせて食事ができるとか、同じ水飲み場で水を飲めるとか、映画館で一緒に座れるとか、同じプールで泳げるとかと思うこと自体が許されていませんでした。

　こうした暮らしが何年も何年も続いていました。生き方としてこれはどうなんだ、と疑問を持つ人は常にいたけれど、大多数の人はただただこういう暮らしの中で育ちました。あなたが白人なら、表立って疑問を呈することはめったになかった。黒人なら、疑問を持ってはいけないことになっていた。ただ、1960年代になって、ボブ・ディランの目には「**時代は変わりつつあった**」のです。マーティン・

ルーサー・キングが現れるのももうすぐでした。

　当時私は 18 歳。アレクサンダーのレッスンとかなり似ていると思える経験をしました——出来事が展開していくにつれて、「私」という存在の体験が、なじみある居心地のいい範囲を越えたところへと引き上げられて、習慣化したあらゆる思考・感情・知覚が消し飛ぶような「私」を体験したのです。このとき、これが実際の自分、というか、確かにそうなり得る自分であって、もうそれは否定しようがない、と自覚することになりました。アレクサンダー的な言い回しをすると、私の首は、生まれついた文化の偏向によるくびき、本来の私には何の関わりもなかったそのくびきから、解放されたのです。

　地元のドライブスルーのハンバーガースタンドで、ある夜、その出来事は起きました。10 台くらいの車に乗り合わせて、高校の同級生たちが集まってきていました。当時は、停めた車にふたりもしくは乗れるだけの人数で乗り込んでしゃべったり、車の外で立ってしゃべったりするのがふつうでした。ペプシとかドクターペッパー、コカコーラを飲んで、ハンバーガーとかフライドポテト、ホットドッグを食べてね。

　総じて楽しくやっていたわけです。みんなティーンエージャーだし、にぎやかに騒いでいました。ハンバーガースタンドの駐車場は、ご機嫌におしゃべりするみんなであふれ返っていました。そのときの僕らは想定内の人生を生きていた。自分たちははっきりと定義されていました。自分たちが自分たちでいることが心地よく、違和感などありませんでした。そして、**時代は変わりつつあった**のです。

　黒人の女性と子どもがぎゅうぎゅうに乗った車が二台、駐車場に入ってきました。車を停めると彼女らは中から降りてきて、ゆっくりとハンバーガースタンドの窓口に向かって歩きだしました——僕

らと同じように、接客してもらうために。女性たちと子どもたちが車から降りるとすぐさま、駐車場全体はしんと静まり返りました。騒ぐ奴も、話す人も、皆無。みんな、今起きていることを観察するのに精一杯でした。自分たちが生まれ育った文化では起こるはずがないとされてきたことが、起きていたからです。

車二台でやってきた黒人の女性たちと子どもたちは、窓口の前に立っていました。接客を頼んでいました。ハンバーガースタンドの店長は両手を交差させて「あなたがたには売れない」と合図しました。おそらくもう一度頼んだのでしょう。店長は再度、両手を交差させて合図し、ややいらだった様子で「売れない」と口にしました。かなり長い間（ま）があってから、深い屈辱を受けた女性たちは顔を見合わせ、それからひとりずつゆっくりと歩きだしました。駐車場は完全に静まり返っていて、物音ひとつしません。ただ見ているだけ。それは個人としての体験であり、集団としての体験でした。

やがて、女性のうちのひとり、先ほど注文をしようとした人が、窓口に背を向けた瞬間につまずいて転びました。沈黙が破れて、ティーンエージャーが大勢集まっていた駐車場は笑いに包まれました。女性たちと子どもたちはその場で硬直しました。誰ひとり動きませんでした。

私のほかは、です。私は動いたのでした——なぜかよくわからなかったけれど、ただ自分も屈辱感は知っていたし、笑われたりバカにされたりするとどんな気持ちになるかは知っていました。ティーンエージャーの僕ら、車のまわりにたむろして今こうして笑っていた僕らのうち、それまで屈辱感を味わったことのない者などいたでしょうか？

瞬く間（ま）に私は転んだ女性の隣に立っていました。彼女はこちらを見上げようともしません——私が手を差し出しても、そうで

した。そして私が手を差し出した途端に、駐車場全体が瞬時にまた静まり返りました。再びすべてが静止して、沈黙に包まれました。

　女性は私を見ることも私の手を取ることもしませんでした。「僕の手を取って」私は話しかけました。微笑みかけました。目をそらしたまま、彼女は手を取りました。私は彼女を助け起こし、向かい合って立った私たちは一瞬、かつ永遠に、お互いの瞳を見ました——お互いに、この想定外の出会いにどう応じたらいいかわからずに。それからこの女性の一行と私は、停めてあった車のところまで一緒に歩いていきました。女性たちも子どもたちも、みんなそれぞれの車に乗り込みました。一緒に歩いてきた女性のために、私は車のドアを開けました。私たちはお互いに、今経験していることを言葉にできませんでした。彼女が車に乗り込むのを手助けする直前、私たちは視線を交わしました——さっき起きたこと、そして今起きていることの理解とともに。そしてたった今ともに味わった、人生への失望とともに。彼女はありがとうと言ってくれたように思います。私はしかとうなずき返したように思いますが、言葉は出てきませんでした。すべてを圧倒するような想定外の経験、その純然たる本質に私は圧倒されていました。私は車のドアを閉めました。女性たちと子どもたちを乗せた二台の車は走り去っていきました。無造作に、走り去っていきました。車が去っていくのを私は見送りました。駐車場に入ってきたときと同じくらいあっという間に、二台の車は駐車場を出ていきました。

　そして私は走り去っていく車と、同級生を大勢乗せて停まっている車とのあいだで、ひとりぽつんと立っていることに気づきました。高校の同級生たちに背を向けて、ひとりで立っていたのです。その瞬間、去っていく女性と子どもたちをひとり立ち尽くして見ていたそのとき、自分の背後にあるものに、もう戻ることはできないのだ

と悟りました。この気づきは、洞察と一体になっていました――これまでめったに疑問に思ったこともなく、今したようには遭遇したこともなかった、ひとつの「思い込みだったもの」から、自分がたった今離れたのだ、という洞察です。私はたった今、自分の過去から離れたのでした。後ろを振り返って、今見えたものごとを、かつて見ていたのと同じように見るなど無理でした。転んで倒れた女性に手を差し伸べるのは、あそこにいた僕らの誰であってもよかったはずです。それは単に、人の道でした。屈辱を受けた人が、転んだことでさらに屈辱を受けて道に倒れていたなら、手を差し出して起こしてあげようとしますよね。それだけのこと。ならばなぜもっと多くの人がそうしなかったのか、なぜもっと多くの人が、人としての尊厳を彼女が取り戻すのを助けに行かなかったのか。起きたことは、起こるべきではなかったことでした。でも起きてしまったのです。

　同級生のみんなを見てひとりで立っていたとき、属していると同時に属していないという、新たな気づきに私は圧倒されていました。自分だと思っていた自分とは別の何かに属しながら、定義されないまま私は立っていて、でもアイデンティティがなくなったわけではありませんでした。私が家に帰ろうとして、父から借りていた車に乗り込んだとき、まだ無言のままだった同級生たちのほうを見たその瞬間に、私の中にとても深い理解が訪れました――自分は決して自分以外の誰にもなれないんだ、そして自分とは何かは、まだ見つかっていないんだ、と。

　これは私がした経験とその経験への私の応答です。アレクサンダーの教えに触れるよりもずっと前に、今のような私になることを促したたくさんのストーリーの中のひとつです。ただ、この経験から生まれた気づきと学びの各段階は、私が受けてきた、そして私が行ってきた、アレクサンダーのレッスンに確かに似ているのです。

ひとつ目に、「私でいるとはこういうこと」という慣れ親しんだあり方とは別のあり方の「私」を経験させてもらいました。ふたつ目に、その経験が潜在的可能性についての新たな気づきを与えてくれました。三つ目に、その経験が「私でいるためにはこうでなくてはと感じてきた自分」よりも「こうあり得る自分」についての新たな洞察につながりました。四つ目に、この経験のおかげで私自身についての理解がさらに深まりました。以上は、あらゆるレッスンの中で導かれていく四つの学びの段階です。そして実は、いい日には四つが全部一緒に起こります——「一つひとつ別々に、全部一度に」。

　先の女性たちと子どもたちを乗せた車が走り去ったあと、私は当時の親友とふたりで車に乗り込みました。親友は言いました。「一体なんだってあんなことしたんだよ？」。私は長いこと彼を見て「なんでああせずにいられたんだ？」と返しました。彼は何も言わず、私は車を走らせました。この経験——これまでの生い立ちをめぐる不安と、これからの自分はどうなっていくのか、それがひとつに織り上がったこのときのレッスン——がもとになって、数カ月後に私は生まれ故郷を出てカリフォルニアへ行き、演劇の世界で一歩を踏み出しました。それまで考えてきたこととは遠くかけ離れた想定外の展開でした。でもそれはまた別の話です。

手を使うことについて

手を使っているとき、単に身体を聴こうとすると、その「人」をとらえられません。でもこちらが伝えていることへの応答を聴くようにすると、相手のもっと多くをとらえられるでしょう。

手を使うことの練習は、何かに手を触れるときに意識を使いさえすれば、一日じゅう実践できます。その美学を実践するために、手は腕に属し、腕は胴体に属し、全部がまるごとマインド［精神・知性・意識］に属しています。

* * *

生徒さんに手を置くとき、あなたは一瞬、習慣に手を置きます。相手の人は［心身を］働かせすぎること、自分をがんばって支え上げることに慣れています。でもその最初の感じに留まるのはほんの一瞬にします。かわりに、習慣の奥、そして内側へと耳を澄ませると、その人が機能するようにできている本来のありように属する動きが発見できます。波と大海原の比喩で言うと、波がくっきりと立ち上がって己を大海原から区別しているんだな、とわかるでしょう。ただ、波の中の水は毎回必ず沈んで大海原に戻ってから、また新たな波として立ち上がります。習慣はそうはいきません。大自然の波はあらゆるアイデンティティから解かれて大海原に戻りますが、全体から自分を区別してアイデンティティにしがみつこうとする個々人のニーズは、大自然の波ほどすぐさま大海原［全体性］に戻っていきにくいところがあります。

誰かと接するとき、あなたはひとつの瞬間に触れています。もう

後押しし続けたくないのは何なのかを本人が見極め、それ以外の可能性を感じ取れるように手助けしているのです。

*　*　*

　誰もが変化を感じ取るわけではありません。そこにはおそらく正当な理由がある——決して生徒さんに非があるわけではないのです。こちらはただ、相手に届く別の方法を見つけ出せばいいのです。

*　*　*

　最終的には、できるだけ意図に近いところでワークをしたいのです。しないこと（not doing）の一番近くで。意図を通じてワークするのが、しないことを選ぶための道です。もし教師としての私が、本当に、あなたであり得るあらゆるあなたが現れるのにまかせるなら、ワークのほとんどはあなたがするのです——それがワークの真髄です。

*　*　*

　頭と首が全体とどう関係しているかの特性にワークすることはできますし、そうすれば作用は全体に及びます。もっと包括的にワークするようになると、**ありのままを深く認める**ことがそこに伴ってきます——決めつけも判断もなく、変化を望む気持ちもない、ただの認識です。

　〈ノンドゥーイングな手（non-doing hands）〉でのワークには、私たち本来のデザイン・設計に対する本当の信頼が伴います。本来のデザイン・設計は、私たちを活発な関わり合いの中に留めるようにできています。その人の習慣の束よりも、その人自身の深く揺る

ぎない統合性と誠実さを当人にコミュニケートするのがあなたの目標なら、あなたは自分自身の統合性と誠実さに改めて身をゆだね、これを信じ、信頼しましょう——それで十分です。

＊　＊　＊

　私が何に手を置いているかというと、動きです。「動きの存在（自由）」と「動きの不在（制約）」を私は考えています。

触れること＝タッチについて

私たちの文化ではたいがい、人が人に触れるときは何らかの形で何かを欲しています。触れること＝タッチは条件的です。ほとんどのタッチは、自分の現実への合意、自分の世界観への合意を相手に求めようとするもの。些細ではあっても、ある程度、相手を操作する要素が入り込んでいます。

アレクサンダーで私たちが求めるタッチは無条件的です。何も欲しません。欲するかわりに、自分に触れてくるものを受け取りながら相手に触れることを望みます。誰かの存在（being）に宿る本来の美しさが触れてくるのを、あなたはどれだけ深く受け取れるでしょうか。

〈ノンドゥーイング（non-doing）〉なやり方（すなわち非操作的なやり方）で人に触れるときには、ふたつの高次機能システムのあいだで対話が起きています。あなたの自分自身の〈使い方（use）〉が統合的であれば、あなたはそれを相手に伝えることになります。私は生徒さんに触れるとき、その人の行動パターンの向こうにある動き、波の向こうにある大海に、耳を傾けます。より統合的な動きがそこにあります。

「耳を傾けている」と「受け取っている」は、ワークの際に体現したい存在（being）の状態です。タッチの質には「知っている」ということ──たとえば頭─首の関係性について深く知っている、習慣的にやっていることから離れることで何が人間にとって可能になるかを知っている──も含まれています。

* * *

これまで見てきたように、私たちはそれぞれにいろんなストーリーを持っています。それらが組み合わさって、自分を自分たらしめる〈個人のナラティヴ（personal narrative）〉ができあがっています。これからお話する体験談は、私個人の〈ナラティヴ〉を成すストーリーのひとつで、触れること＝タッチの持つ力への私の理解を裏打ちしているものです。

　何年も前ですが、日本でワークショップを教えていたときに驚くべき体験をしました。それまで私は東京と大阪で二週間教えていて、翌日ボストンに帰ることになっていました。ワークショップの参加者は 15 人で、アレクサンダーのレッスンを受けたことがある人も英語を話す人も皆無でした。そこでハンズオンの実地体験を通して、おひとりずつ手短にワークに出会ってもらうことにしました。順にまわっていって、三人目は若い女性でした――確か 21 歳。日本の人がよくするようにスタジオの床に足を組んで座り、両手を組んで、背骨はわずかに前かがみになっていました。私は頭と首に手を置かせてもらうことへの許可をもらいました。座ったままの彼女の後ろに私は立ち、通訳の人が日本語で私の指示を伝えました。反応はすぐさま返ってきました。最初に脊椎が長くなって落ち着くと、彼女は振り返って私をあおぎ見ました――まるで自分というものの新たな体験に目覚めたかのように。

　ご本人の体験をたずねました。最初に触れてからほんの数瞬しか経っていません。

　「叩かれるような気がしないです」と彼女は言いました。

　「どういうことですか？」真意がよくわからなくて、私は聞きました。

　「今触れてもらうまでは、いつも叩かれるような気がしてたんです」

私は彼女から一歩離れて、さっきとほぼ同じ疑問、その場にいたみんなの中にも浮かんでいただろう疑問を口にしました。「どういうことですか？」

　「両親が殴るんです」

　「小さい頃の話ですか？」

　「いえ、今」

　率直に心配になって私は言いました。「あなたは知っていますか、自分が侵されざる者だということ、あなたを傷つけたり危害を加えたりする権利は誰にもないということを？」

　「今はわかります」と彼女は言いました。「でも今触れてもらうまでは、わかっていなかった」

　知り合って数分のことでした。私たちは微笑み合いました。「約束してもらえませんか？」私は聞きました。

　「はい」という返事をもらえました。

　「安全を十分感じられているとき、それでご両親と一緒にいるときに、ご両親の前に立って、静かな口調でシンプルにこう言ってほしいんです。『私は何者にも侵されざる者。私を傷つけたり私に危害を加えたりする権利は誰にもない。あなたがたには私を傷つける権利も私に手を上げる権利もなかった。もしまた私に手を上げたら出ていきます、一生のお別れです』。それから聞いてください、『また手を上げますか？』と」

　彼女は無言で、穏やかにそこにいました。ただ微笑んで、私を見ました。「これ、言えそうかな？」私は聞きました。

　すると間髪入れずに、「今は言えます……今、触れてもらったから」。

　触れる、ということ……。コミュニケーションのどこか深い次元

での無条件なタッチは、自身についての勘違いから人を解放します。彼女はもう「自分は叩かれて当たり前の人間」と思い込まされていた人ではなくなっていたのでした。

　翌日私は帰国しました。そして翌年、また教えるために日本に帰ってきました。当然「あの女性にまた会えるだろうかな？」と思っていました。通訳さんと一緒に個人レッスンを受けにやってきた彼女は、図面ケースと二枚の大きなボードを抱えていました。通訳さんを通して、彼女は威厳のある声で言いました。

　「座ってください」

　言われたとおりに私が座ると、彼女の顔に笑みが広がりました。

　そして一枚目のボードを見せてくれました。そのボードには丁寧な文字で両親、祖父母、曾祖父母、子、孫までの四世代分の家系図が、結婚記念日、誕生日、命日とともに書き込まれていました。この四世代すべてに暴力があったことを彼女は説明してくれました。

　「これが私の家族でした」

　それからボードの下のほうへ私の注意を促し、自分の名前を書いたところを指しました。

　「私はもうこの家族の一員ではありません。私はここで生きています」家系図の外側に書かれた自分の名前を指しながら、彼女は言いました。「約束を、守りました」

　彼女は両親の前に立ち、私が彼らに伝えてみてほしいと言ったことを一字一句繰り返したそうです。「私は何者にも侵されざる者。私を傷つけたり私に危害を加えたりする権利は誰にもない。あなたがたには私を傷つける権利も私に手を上げる権利もなかった。もしまた私に手を上げたら出ていきます、一生のお別れです。また手を上げますか？──そう両親に言いました。何も変えるつもりはない、と言われれました」

そこで彼女は職を得て、家を出てアパートを見つけたのでした。

　二枚目のボードを見せてくれました。このボードには確か 30 個ほど、小さな吹き出しが描かれていました。それぞれ中に文字が書いてあって、ひとつめの吹き出しには「私は何者にも侵されざる者。私を傷つけたり私に危害を加えたりする権利は誰にもない」とありました。

　ひとつ目の吹き出しに彼女は、生まれながらの権利として私が伝えたことを書いていたのでした。そして自分についてまた別の気づきが具体化するとともに、それが次の吹き出しに書かれ、そこから次また次へとつながっていっていました。思い込まされてきた自分像ではなく、実際の自分はこうなのだという気づきが確かなものになるまで、彼女は一つひとつの吹き出しの言葉について深く思いめぐらしていたのでした。

　「今は特別な日だけ、礼儀として両親に会っています。混んだレストランでしか会いません。私はもう私自身のもの、独り立ちしました」。彼女はとびきりの混じり気のない笑顔で、「先生のせいですよ！」と言いました。

　それからボードを下に置くと、「では、レッスンをお願いします」と元気に言いました。

　私は心の中でつぶやきました。「はい、喜んでレッスンさせてもらいます——たった今こうしてレッスンしてくださったお返しに」

　触れる、ということ……！

　どんな人の存在（being）も、その奥・その内側に聖なる場があります——安全と安心の場、自己愛と自尊心の場、自分はこうでなければという思い込みの自分ではない実際の自分、初めからそうだった自分の場。

活動（アクティビティ）のただなかでワークすることについて

　その人のその活動（アクティビティ）への関わりのあり方、活動に入っている最中の「自分は誰なのかという経験」に、最終的にはワークすることになります。そうするあいだ、あなた自身も、自分が今していることに対して「自分はどこにいるか」にコミットしている必要があります。存在＝いる（being）と行為＝する（doing）のはざまで均衡をとっている、弓道家の境地です。

　その活動に入っているその人を、活動から切り離すことは決してしたくありません。川に入って、流れとともに進むようにすること──その場に止まって、水が自分のまわりを流れていくようにするのではなく。

　活動に入っている人に手を置くなかであなたがしているのは、動きを選択することへの誘いかけです──いつもやっていることをやることにするか、それとも別の何かか。歌を歌うためにはこういう自分でなければ、という自分像への本人の関わりに、あなたは手を置くことができます。身体や〈使い方（use）〉だけとワークしているのではなく、その人の**自己**とワークしているのです。

＊　＊　＊

　活動のただなかにいる人とワークするときは、その人がしていることをしている最中に、本人がもっとそこに体現されるようお手伝いしたいのです。習慣を強調すること、〈抑制（inhibition）〉するために習慣に注意を向けさせることは、その人を立ち止まらせることになりがちです。批判・批評はどんなかすかな気配であっても相

手の助けにはなりません。歌を歌う人に目を向け耳を傾けるとき私は、アレクサンダー・テクニークのことは考えません。その人が歌うことに熟達していてもいなくても、ただ味わいます。従来のアレクサンダー的アプローチは、習慣的な〈使い方〉を本人が抑制する手助けをしていきます。私としては、その人のしていることを味わって、そこに動かされて入っていく、加わっていくほうが好みです。〈使い方〉とその人は、実際は分けられませんが、「人」をなおざりにして〈使い方〉を強調することはできてしまう。決定的に重要なのは、自分自身や相手の人に対して判断や決めつけをしないこと――それはものごとを曇らせます。決めつけなしに、自分自身と出会いましょう。

＊　＊　＊

　あなたを今いるところから移動させる権利は私にはありません。移動させたりすることなく、あなたが今どこにいるかをあなたに対して明らかにする権利はあります。自分がどこにいるかがわかったなら、どこへでもそこから向かえるところへ、あなたは動いていくでしょう――あなたがそう望むなら。

プライマリーコントロールについて

　F. M. アレクサンダーはフランク・ピアス・ジョーンズに宛てて、〈プライマリーコントロール〉というようなものが本当にあるわけではない、と書き送りました。「プライマリーコントロールなるものが本当にあるわけではありません。それは相対的な領域で意味を持つのです」。フランクは、テクニックについて話をする際にプライマリーコントロールをどう説明するかについて、曖昧さをなくそうとしてアレクサンダーに手紙を書いていたのでした。フランクの研究は、生体全体の神経・筋運動のトータルパターンに実際に影響を与える、頸反射と後頭部の反射に焦点を当てていました。ただ、この研究をしていた当時のフランクの思考の中には、アレクサンダー氏がプライマリーコントロールとして描写したプロセスにはこれらの反射以外にも数多くの調整機構が関与している、という意識が強くありました。私個人としては、随意運動が反射運動を妨げるのとは逆に、頭と首の反射運動が随意運動をファシリテートする［円滑にする］ことをプライマリーコントロールとする、フランクの視点を好んでいます。

＊　＊　＊

　マスターキー（すなわちプライマリーコントロール）は関係性です。私にとって、プライマリーなコントロール＝すべてに先立つ調整の源は、関係性の自覚です。プライマリーコントロールは実在するのでしょうか？　アレクサンダーがなぜこのフレーズを使ったのか、私にはまったくわかりません。ルドルフ・マグヌスが動物と人間の頭頸部の緊張性反射について実験を行う以前は、アレクサン

ダーがこのフレーズを使うことは一度もなかったのはわかっています。マグヌスは実験結果から、頭頸部の反射運動が、体幹に対する頭の位置変化の結果起こるものであり、それが脳幹に位置する立ち直り反射に大きく関与している、と結論づけました。アレクサンダーはどうやら、調整機構が「頭部とそれ以外との関係性」にあることの決定的証拠としてマグヌスの実験を取り上げ、この関係性を〈プライマリーコントロール〉と呼ぶことにしたようです。

　プライマリーコントロールなるものがあるわけではなくとも、頭が首に対して特定の関係性にあることで脊椎が制約なく健やかに機能でき、これが生体全体に影響を与え、私たちが重力に応じてどう動くかにも確実に影響が及ぶ——教師の多くがこう感じています。頭が AO 関節 [環椎後頭関節] で動くためには、首の筋肉群（首の筋肉群は実際は頭と背中まで至っていますが）の中で頭が自由になっている必要があるという点で、「プライマリーな＝すべてに先立つ」動きがあることは私もわかっています。研究論文の中でブランドら[7]は、頸椎について「身体の関節系の中で一番複雑であり（中略）本人が起きているか眠っているかにかかわらず、首は通常一時間に600回以上動いている」と記しています。平均六秒に一回です！「筋骨格系のうち、このように絶えず動いている部位はほかにない」そうです。

　旧友のデヴィッド・ゴーマン[8]が、最近くれた私信の中でこの

原注 (7)　Bland & Boushey『The Cervical Spine, from Anatomy and Physiology to Clinical Care（頸椎——解剖・生理から臨床ケアまで）』（未邦訳）。1989 年にフランス・フォンテーヌブローで開かれた国際生理科学連合学会にて発表された115 の論文のうちのひとつ。書籍『The Head-Neck Sensory Motor System（頭頸部の感覚運動システム）』（Berthoz et al. 編、1992 年、未邦訳）に収録。

原注 (8)　デヴィッド・ゴーマン（David Gorman）はアレクサンダー・テクニーク教師であり教師養成トレーナーで、〈ラーニングメソッド（Learning

ことをとてもうまく言葉にしてくれていました。

　注目すべきは、ここでポイントになるのが「首を自由に
する」というときのいわゆる「首」ではない、ということ
だと思う。なぜ首がこういうものなのか、なぜ首にこれほ
ど柔軟な可動域があるのか、その理由はすべて頭にある。
首は単独では動かせない。頭と肩を静止したまま、なんと
か首を動かそうとしてみてほしい。できないだろう。なぜ
かといえば、首はそれ自体で存在する何かではなく、むしろ、
頭とそれ以外をつなぐ連結部だから。首は頭のための肢体
――頭が動きまわるための手段なのだ。

　では、首によってもたらされているこの大きな可動域と
動きの自由が、なぜ頭にとって必須なのか？

　頭は、骨ばった球体の上に髪の毛がついているだけのも
のではない。外に向かう感覚器官、特に視覚、聴覚、嗅覚など、
起きていることを遠くから感知する感覚器官が頭に位置し
ている（触覚は逆に直の接触が不可欠だ）。さらに、こうし
た感覚器官はカメラやマイクのようなただの受動的な受容
器ではない。振り向いてものを見たり、いい香りを鼻で追っ
たり、頭を傾けて音の出どころを探したり、誰かの動きを
追って笑顔や声で応じたり、人は常に積極的に情報を探し
当てている。世界に注意を向けるあいだ、頭は常に動いて
いて、起きているものごとについての情報を集めることで
反応できるようにしている。そして反応するあいだも、自
分の意図した活動を率いたり導いたりするために、頭は動

Methods)〉創始者。著者・イラストレーターとして、650ページの解剖学テキ
スト『The Body Moveable』（未邦訳）、アレクサンダー・テクニークについての
本『Looking At Ourselves』（未邦訳）など数冊を上梓しているほか、記事や評論
も数多く執筆。

いていく。

　言い換えると、首の任務は頭——すなわち当人の注意と意図——についていくために必要となる大きな可動域を用意することで、何かを見ようとするたびに毎回全身の向きを変えなくても済むようにすること。首の筋肉は、頭が動けるようにすると同時に、動いている最中の頭を支えてもいる。同じく重要なのが、首の筋肉と関節には圧倒的多数の感覚機構が備わっていて、それらは頭が今どこにありどう動いているかを身体システムに常時レポートしていること。これによって頭・首以外のすべての部位が当人の置かれている状況を把握でき、協調のとれた、サポートとバランスのあるやり方で、当人の注意と意図に沿って活動に入っていけるよう自らを整えられるようになっている。

　したがって、「頭」がリードして「身体」がついてくるという言い方は、あまり正確ではない。リードするのは注意と意図であり、するとそれ以外の自分全部が、活動に入るべく、そして世界に向かうべく、調整される。[9]

＊　　＊　　＊

　ワークするとき、私たちはプライマリーコントロールとワークしているというよりも、ホメオスタシス［恒常性作用］に向かおうとする身体本来の傾向を妨げているものとワークしています。

＊　　＊　　＊

原注 (9)　デヴィッド・ゴーマンからの 2019 年 7 月 27 日付け私信より許可を得て掲載。

首は鍵で、錠前は自己（self）です。錠前を開けるには、ふさわしいやり方で鍵を回す必要があります。

ディレクションについて

筆頭の〈ディレクション（directions）〉は、「首は自由（neck free）、頭は前に上に（head forward and up）、背中は長く広く（back to lengthen and widen）」です。これらが筆頭に来るのは、有機体全体に影響するからです。

*　*　*

ディレクションを送り出したり自覚したりするとき、そのディレクションに内在している動きが実際に起きるのでしょうか？ そうではないです。ディレクションを送り出すとは、本質的には、意図を設定することだというのは事実で、神経系は確かに当人の意図を中心に有機体をオーガナイズします。ただ、脳の観点からいうと、「前に上に」というディレクションを送り出すことが実際に頭を前に上に動かすわけではありません。むしろ、このディレクションを自分自身に送り出した瞬間、あなたはナノ秒前にやっていたことをしなくなっているのです。内容はどうであれ、さっきまで神経系に対して出していた要求が不在になるため、神経系はあなたが今していることを踏まえてのホメオスタシス的反応［恒常性反応］に向かって傾き出すのです。ほんのわずかのあいだ、自分の習慣をまるまる受け入れずにいられるわけです。

*　*　*

ディレクションはビタミン剤みたいなもの。予防策として摂ることができます。

*　*　*

　常にディレクションに沿って生きようとするよりも、その瞬間において の自分でいる自分と出会うほうが、はるかにいいでしょう。

　仏陀は〈抑制（inhibition）〉を通じてこれをやりました——抑制 とは呼びませんでしたが。バガヴァッド・ギータは抑制のプロセス [過程] についての大書ですね。

*　*　*

　ヒレル（ユダヤ教を代表する宗教指導者）とナザレのイエス（キ リスト教の中心人物）が語っていた同じ訓戒の表面上の違いに私は いつも興味を引かれてきました。ヒレルが提案したのは、人にされ たくないことは人にもしない、ということ。イエスが提案したのは、 人からされたいと望むことは人にもする、ということ。どちらの訓 戒も同じ意味になります。ただヒレルの場合は、一方を抑制するこ とによって他方を選ぶことを求めています。イエスの場合は、一方 を選ぶことによって他方を抑制することを求めている。抑制のふた つのバージョンですね。

　どちらの場合も興味深いのは、〈抑制〉の概念が身体を抜きにし た思考過程にある点です。F.M. アレクサンダーはさらに一歩先へ 進んで、身体を持った自己まで含めました。ではさらにもう一歩進 んで、〈定義を保留する〉という概念まで含めたら、どうなるでしょ う？　もし、ほんの一瞬でもいいから、自分の行為が人にどう作用 するかの定義を保留したなら、そして自分が人にどう接してほしい かの定義も保留したなら、どうなるでしょう？　もしかしたらその とき、現れてくるがままの自分自身に立ち会いながら、現れてくる がままの相手を見ることができる時間と空間が生じるかもしれませ ん。その結果選び取る選択は、おのずと立ち現れた広やかな意識に

根差すことになるだろうと思うのです。

＊　＊　＊

　ディレクションがあなたにとって有用なら、使いましょう。特定の状況下で有用なら、その状況下のその瞬間に使いましょう。アレクサンダー氏はディレクションを抑制と別々にせず、一緒に使うつもりだったと私は思っています。違うやり方を**する（do）**というアプローチでは習慣的な話し方に陥ってしまうのを防げない、と最初に悟ったとき、アレクサンダー氏は首を自由に**させてあげる（let）**必要を悟りました。大きな気づきの瞬間です。その瞬間瞬間に現れてくる動きを許し、いつもの思考回路よりもそちらを優先させることが必須だと悟ったのです。「いつもの思考回路」が、首の筋肉が必要としている自由を損なっていたわけです。私にとって、当初は抑制がすべてでした。自分がしている（doing）と気づいたことをやめられた瞬間、もっと深い動きがすぐに見つかりました。後になって、定義の保留のほうが〈ミーンズウェアバイ（means-whereby：目指すものに至る手段）〉として、もっと包括的だと気づいたのです。

　身体はどうしたらいいかわかっています。身体はおのずと方法を見つけ出します。身体に先導役をまかせましょう。そもそも、先導役として身体はできているのです——あなたが選ぶよりも前に。

＊　＊　＊

　当初私はディレクションを使っていませんでした。フランク・ジョーンズはそういうワークの仕方をしなかったからです。フランクの一番のフォーカスは抑制でした。私はその後ディレクションの実践を始めて、数枚の鏡を角度を付けて置いて自分を横から見えるようにしながら、かがむ、座る、立つなどの動きを使って実験しま

した。これを何年もやりました。

* * *

　ディレクションを送り始めるときは、意図を認識して、そして止まりましょう。思考も習慣的になってしまうことがあります。できるだけ神経系から離れずに、意図とともにいたいのです。ですからディレクションを送り出すときは、意図を認識して、そして止まり、耳を傾けて、どうなるかを見てみてください。

* * *

　私が意図にフォーカスするようになったのは、走ることに真剣に取り組んでいたときのことでした。真剣に走り始めたのは、カリフォルニア州サンタバーバラの大学で博士号を取得しようとしていた頃です。1970年から72年までの二年間、カリフォルニア大学のキャンパス内の浜沿いを走っていました。タフツ大学で教職に就くために1972年にボストンに引っ越してからも走り続け、2003年に妻が他界して子どもふたりを自分ひとりでみるようになるまで、ずっとランニングスケジュールを維持していました。ボストンとケンブリッジを隔てるチャールズ川沿いを走っていた1973年のある日、私はランニング中にディレクションを送り出してみることにしました。走るのをいったんやめて少し歩き、そしてまた走る、というふうにしてやってみよう、と。すると、歩きだして最初の一連のディレクションを送ろうとし始めたとたん、実際に送り終わる前からディレクションの効果がすでに現れたことに気づきました。意図だけで十分だったわけで、そこで私は、走ることですでに身体の全システムが活性化されていたために、思考過程からの応援はほんのわずかでよかったのだ、と結論づけました。

94

「腕が背中を支える」について

私たちは常に統合されています。ただ、統合の度合いが損なわれることはあって、すると統合されていないかのようにふるまったりします。アレクサンダーのワークの目的は、自分が統合されていないかのようにふるまっているときにそれに気づき、別のふるまいをすることにあります。

自分自身の内側で統合性を探し当てたり抽出したりはできません。それとは逆で、あなたは常に、今やっていること、思っていること、置かれている環境に照らして統合されています。

広く浸透している考え方では、背中が腕を支えているとされています。この考え方には、行為＝すること（doing）へのフォーカスと、存在＝いること（being）に内在するサポートへの否認、そして、瞬間を律して管理することへのフォーカスとが伴っています。自分がやっている行為——たとえばハンドルを握りしめることなど——だけにフォーカスしていると、それがあなたの経験になります。背中はその動きを支えるでしょう。でもそのとき同時に、存在＝いることの統合性が、行為＝することを支えサポートしているのに気づくなら、突如として、背中が一方的に腕を支えるのではなくなります。むしろ、腕も身体システム全体にインプットを提供していて、腕も背中を支えています。

私たちはいつも対象に向かって手を伸ばしています。存在＝いること（being）を犠牲にして、前へ動くこと——行為＝すること（doing）——を好んでいます。やりたいのは、自分のサポートの中にいながら人に触れること。アレクサンダー氏はこれを「腕が背中を支える」と称したのです。

モンキーについて

私たち人間を含めたすべての霊長類がする股関節、膝、足首を曲げる動きを言い表すために、アレクサンダー氏の生徒たちが使い始めた用語が〈モンキー（monkey）〉です。幼い子どもが両脚を曲げる様子を思っていただくといいでしょう。大人の多くは両脚を曲げるとき腰も一緒にかがめますが、幼い子どもは腰をかがめずに両脚を曲げますね。直立状態からわずかにかがむ、深くしゃがみ込む、その中間のあらゆる体勢、どれもが〈モンキー〉で、〈モンキー〉は「機械力学的に有利な体勢（position of mechanical advantage）」だ、というのがアレクサンダー氏の見解でした。私は〈モンキー〉を「テンセグリティ的に有利な相対的体勢」だととらえています。〈モンキー〉に入ると身体システムが躍動化し、バネのある状態になるため、サポートの中にいる感覚、支えられている感覚がやって来ます。人に手を置きながら〈モンキー〉に入ると、サポートの中にいる自分を、自分で呼び出せるのです。

* * *

Q. 個人レッスンの生徒さんに〈モンキー〉を教えていますか？

A. たいていは教えていません。ワークに人を連れて行くよりも、それぞれの人生を歩んでいる人にワークを送り届けるほうが私好みです。

私たち一人ひとりがいかに組織化されたシステムで成り立っていて、そのシステムは海から上がって四足歩行そして二足歩行へと何百万年という計り知れない進化の年月を経て発達してきたものだ、ということは説明しています。私は〈チェアワーク〉を説明しま

す。フランク・ピアス・ジョーンズが「座ったところから立つワーク」と呼んだワークですね。座ったところから立つまでをやってみせて、よくあるパターンとして、バリエーションはあれど次のようなパターンを伴うことがあることを示します。頭の背屈——頭と首の筋肉、特に僧帽筋と胸鎖乳突筋の緊張バランスを不要に乱すことになるような背屈——によって、頭が胴体へ引き寄せられ、両肩が前へ押し出され、喉頭が圧迫されるというパターンです。次に説明するのは、この傾向の大部分は習慣的なものだということ、これが抑制された場合には、頭が AO 関節［環椎後頭関節］のところでもっと自由に動けるようになり、結果的に全身の神経筋系・骨格系・筋膜系のトータルな動きのパターンに影響が及ぶということ。ここまでの実演と説明は通常、数分で終わります。そこから先は、〈モンキー〉や〈座ったところから立つ〉ことに関わる動きが、具体的な行為・活動にも含まれていることを示していきます。私はボストンに住んでいて、スタジオは最初からずっとケンブリッジ地区［ハーバード大学やマサチューセッツ工科大学の所在地］にあるので、常に一定数の生徒さんが科学者や医療関係者です。そうした人とワークする際は〈モンキー〉という言い回しはめったに使いません。〈モンキー〉という言い回しをあえて使うときには、相手の自宅で〈モンキー〉のいろんなバリエーションが実際必要になる場を取り上げます。たとえばキッチンでは、シンク下にしまってある鍋やフライパンを出し入れする際に〈モンキー〉に関わる動き（直立状態から深いスクワットへ向かう動き）をすることがよくありますね。

＊　＊　＊

〈モンキー〉は、神経システムと、存在＝いること（being）、行為＝すること（doing）を統合するのに実に優れた手段です。

＊　　＊　　＊

〈モンキー〉とは、自分にでき得る最もテンセグリティ的な、統合されたやり方で、やりたいことに照らして自分自身を整えること。〈モンキー〉は自己のテンセグリティ的側面を活性化します。

＊　　＊　　＊

〈モンキー〉はひとつの精神状態。開かれていて動的な状態です。

＊　　＊　　＊

〈モンキー〉とは、自分がやっていること・やろうとしていることに応じて動的なバランス状態にある、あらゆる体勢のことです。

＊　　＊　　＊

直立からスクワットへ向かう屈曲の動きに入ると（アレクサンダー的に言うと「モンキーに入る」と）、やっていること・やろうとしていることとの関わりの中で、最もふさわしい使い方が見つかるように自分をオーガナイズし直せる可能性が生まれます——存在（being）である自分自身と出会うのです。

動きとしての瞬間について

瞬間とは、ひとつの動き

現在とは、その瞬間に属そうという選択

そしてどこへでも道が続くままに行こうという選択

変化は、進行中の現在で起きる

その動きは、そこから続く道で

そしてすべて変化は、進行中の現在にて、ものごとのあわいで起きる

吸気と呼気のあわいで

日の出と日の入りのあわいで

刺激と反応のあわいで

好もうが好まざるが、属することを選んでいるあらゆるものごとのあわいと、その只中で

あるいは、気づきのほのかなかがり火の中で、ただそこにいる自分を悟ろうが悟らまいが、いかにそこに属していたか知っていた、その場所で

Q & A

———————

Q: 本当に今ここにいる（be really present）とはどういうことでしょう？

A: そもそも今ここにいる（be present）とは、どういうことなんでしょうね？ まず、身体は今ここにあります。ただ、意識を持ったあなたが体現されていないとき、あなたは十分にはそこにいません。関係性を認めるとき、今ここ＝現在（present）に向かいます。関係性から外れているときは、今ここ＝現在にいません。そしてやはり、今ここにいるというのは、今という瞬間に完全に属そうと選ぶことです。

瞬間とは、進行中の現在と同じように、ひとつの動きです。そして今ここ＝現在とは、その動きに属そう、そしてどこへでも道が続くままに行こうという選択です。そのあとに続く変化は、刺激と反応のあいだで起こり、あなたがするどんな選択も、あなたがその瞬間に属することによって引き起こされます。

瞬間が浮上しつつあるのにあなたは気づきます。ふつうは今ここ＝現在に気づくのとほぼ同時に、それはすでに次の今ここ＝現在の瞬間へと移り変わっています。浮上しつつある現在に気づく、という言い方を私がするのはこのためです。もし、パーティーに行って部屋の中を見渡したときに特定の人に気が引かれて、その人ともっとお近づきになりたいと思い、視線を交わしたことで相手も同じように感じているかもしれない気がした場合、そしてもし、そこから続く今ここ＝現在の瞬間瞬間をただそのままに浮上させようとあなたが選ぶなら、このやりとりがその先どこに自分を連れて行くのかを、本当の意味で見つけていくことになるでしょう。おそらくふた

りは実際に会話したりするでしょう。瞬間瞬間に道が開かれていく
なかで、今ここ＝現在にとどまり続けると、ふたりのそれぞれに、
ともにこの瞬間に属しているという感覚がやってくるはずです。今
ここ＝現在にいることからあなたを引き離すのは、反応です——た
とえば、実は浮上し始めていたのはそういうものではなかったにも
かかわらず、自分の望むような関係性に行き着こうとしてしまう、
などですね。

　あなたが思っているよりも、もうちょっと時間があるのです。「こ
こ」と「次に向かう場所」とのあいだにいるとき、人はたいてい次
に向かう場所のことを考えてしまっています。そうする代わりに、
「これが歩くという経験をしている私」と考えるなら、もっと今こ
こ＝現在にいることになって、時間の流れはゆっくりになります。

　ハーバード大学の牧師さんが私のところの実習生のひとりに「体
現されるとはどういうことでしょうか」と聞いてこられて、どうす
れば自身の信仰を体現できるかをたずねてこられたそうです。実習
生の彼女は牧師さんを私たちの教師養成コースに招待しました。牧
師さんがいらしたときに私は、信仰を表現するとしたら何をします
か、とたずねました。「祈ります」と彼は答えました。「どうやって
祈りますか？」「ここでなら、このクッションの上に座るかと」。「わ
かりました」と私は言って、「どうぞ座ってください。目立ちすぎ
ないように、みんなにも輪になって一緒に座ってもらうことにしま
しょう」。みんなには、祈りたければ祈ってもいいし、静かに座っ
て瞑想や黙考をしていてもいいから、と提案しました。全員が輪に
なって座るなかで牧師さんが祈るあいだ、私は手を彼の頭、首、背
中、肩、額に置き、その手を行ったり来たりさせながら次々と強調
していくことで、彼の思い、彼の祈りが体現されるようにしまし
た。15分ほど経ったあと「どんな経験でしたか」と聞いてみました。

彼は完全に体現された祈りの感覚をたぶん初めて持ったと言って、それから、ハーバード神学大学院に在籍する彼の院生たちに「信仰を体現すること」について講義をしてもらえないか、と聞いてこられました。それで私はそうしました。

＊　＊　＊

Q:　人とワークをするとき、相手を特定の姿勢にしようとしていますか？

A:　相手の姿勢を変えようとしているのではないのです。姿勢をつくり出すために自分がしていることについて、ご本人に気づきが生まれるのを手助けしようとしています。神経・筋肉のパターンを分散させますが、それだけでなくさらに、「自分はこういう人でなくては」という一定の自分像を持ち続けようとすることへのご本人のこだわりにもワークします。到達点は視野にありません。人が特定のあり方にこだわっていないときに何が起こるか、というビジョンならあります。「こういう人でいなくては」と思っている、そのとおりでいようとすることへのこだわりは、神経・筋肉のパターンとして現れます。

習慣へのこだわり方は人それぞれです。自分自身の存在（being）にコミットする方法を見つけたなら、それは必然的に頭・首の関係性に表現されるでしょう。

人とワークするときは、何よりもまず、今ある構造の中に自由を招き入れる必要があります。何かを押しつける――相手に新しい姿勢を差し出す――のではなく、その人が今いる場所で、自由であることを経験する機会を差し出す必要があります。

「こうなってほしい」その人ではなく、「その人であるその人」に手を置くことが必須です。自由であるという経験をさせてあげま

しょう。その経験は感情的だったり、喜びにあふれていたり、悲しかったりするかもしれません。

＊　＊　＊

Q:　アレクサンダーのレッスンが終わった後も、レッスンで得た感覚を維持するにはどうしたらいいですか？　自分でやるにはどうしたらいいですか？

A:　この類の質問はいつも聞かれます。「ここのスタジオを出るときはすごくいい感じなんです！　この感じをキープしたいのに、新しい体験は薄れていって、だんだん前の自分に逆戻りしてしまいます。この体験をもう一度自分で見つけるにはどうすればいいですか？」と。

記憶の中に鮮明にある以外はもはや存在していないもの（つまり自分のあり方の新しい体験）を見つけようとはしないこと、というのがもちろんその答えです。どんな体験も持続するようにはできていません。消えずに残るのは、「ありそうなこと」（自分のあり方の慣れ親しんだ経験をベースにした予想）とは別の、「あってもいいこと」（自分のあり方の新しい体験をベースにした潜在的可能性）への気づきです。しかしこれをどう説明すれば、すぐに理解してもらえるでしょうか。どう教えれば、経験から生まれる気づきのほうを強調できるでしょう？

次のような路線で答えるとしたらどうでしょうか。「私が言葉もしくはタッチを通じてあなたとワークをしているとき、あなたは慣れ親しんだ自分のふるまいとは別の自分のあり方ができるんだという、違う潜在的可能性への気づきを得て、その気づきによって違う体験がやってきています。お約束します、私が手を離したあとも、

新しい経験から生まれた新しい気づきはあなたの元に残ります。それはあなたのものです。新しい体験の一要素だった身体的な変化よりも、この気づきは長持ちします。あなたは何かを学び、この学びから自分について、ありのままの自分について、慣れ親しんだものよりも潜在的可能性を選ぶことでなり得る自分について、深い洞察と理解を得ました。意味のある体験にはすべて、たった今した新しい体験から生まれた気づきへの考察がともなっています――永続的な変化を起こすための糧として」

　もうひとつの答え方はこうです。「アレクサンダーのレッスンから得たものをキープしようとするかわりに、あげてしまいましょう。自分がしてもらったコミュニケーションの仕方を、ほかの誰かとシェアするのです。体験を通じて得た洞察にフォーカスしてください」

　生徒さんから「どうすれば自分で統合を見つけられますか」と聞かれたら、習慣が再度現れたときにすぐさま、今何をしようと思っていたか聞いてみましょう。例えば、歌おうと思ってみてください。そう思ってみるとき、特定の姿勢の構え（postural set）を身体感覚として感じ取れますか？　気づきの実践を、何度も繰り返す必要があります。習慣に入っている自分に気づき、そして定義を保留するのです。その時間を自分にあげてください。

＊　＊　＊

　Q:　統合された感覚をどうすれば得られるかを、先生は生徒である私に示してくれますが、その一瞬あとには、どうすればこの感覚を保持できるのか、どうすればこの頭の位置をキープできるのか、と脳内で考えようとしてしまいます。

A:　これは「これが自分」と思っているものへのあなたの忠誠に関わることです。教師は刺激と反応のあいだ、行為＝すること（doing）と存在＝いること（being）のあいだにわずかな窓を用意します。習慣を手放して、新しい情報、もっと価値ある情報を取り込むには、長い時間を要します。

　十全な統合を経験した生徒さんは、以前さまざま問題や状態を抱えていたのと同じ人です。「私はこういう人でなくては」と思っている自分像・自分感を、手放す必要があります。これは自己の使い方に関わること。自己は身体と切り離せません。あなたはこうした経験をすべからくプロセスするようにできています——特に本来の設計・デザインどおりの機能の仕方に近いところで機能するならばなおのこと。

語録集

―――――

頭の中で、次に何が起こるかわかっている、と思っているときに気づこう。そんなときは、それ以外のあらゆる可能性を見落としている。

* * *

その人が緊張している場合、本人がその緊張を自覚するのは唯一緊張の不在を体験したとき、ということがよくあります。

* * *

私にとって最も深い変化の瞬間があったのは、何かをあるがまま、見えているままに見ることを自分に許し、何もしようとせずに、それに自分が動かされるままにしたときでした。

* * *

経験は身体を通さないとできないけれど、あたかも身体がないかのようにふるまうことはできてしまいます。

* * *

レッスンは、それぞれの人が生きていることのお祝いであるべき。

* * *

「首を自由にする」とは本当のところ何かといえば、単に、やり

慣れたことをやり続けない、ということ。その瞬間に、そもそもの設計・デザインに沿って機能する有機体が現れてくるのです。

＊　＊　＊

　実際に経験している経験を生きる、ということを自分にさせずにいると、同じような経験を何度も繰り返し招きやすくなります。脳はとりたてて残り物が好きなわけではありません。

＊　＊　＊

　自分の経験を管理しようとする気持ちが薄れれば薄れるほど、もっとたくさんのものを受け取れるようになり、周りにあるものに自分をもっと明け渡せるようになります。すると、頭が前に出た〈引き下げ（pull-down)〉の状態から脱しやすくなります。

＊　＊　＊

　私にとっては、自分を変える本当に正当な理由はただひとつ、目の前にいる人のためにもっと今ここにいるため。

＊　＊　＊

　究極の〈自分の使い方（use of self)〉とは、自分自身と和解すること。

＊　＊　＊

　あなたはアレクサンダー教師として見られたいですか、それともあなたという人として見られたいですか？

＊　＊　＊

　最善を尽くしたなら、その結果は現時点であなたが手にできる最善のもの。

＊　＊　＊

耳を傾けてもらうまでは、聞いてはもらえません。

＊　＊　＊

楽な日ってありますね……今日はそういう日。

＊　＊　＊

　変化は、純粋な目覚めの瞬間に起こることもあれば、瞬間の積み重ねの中で徐々に起こってくることもあります。

＊　＊　＊

　自分自身に安らいで（be at peace）いられるよう、自分自身と和解（make peace）しよう。

＊　＊　＊

　アレクサンダーの実践で私たちが練習しているのは、体感的な気づき（kinesthetic awareness）の実践的応用です。

＊　＊　＊

　近づけば近づくほど、遠のいているのです。

＊　＊　＊

　意識と、意識の実生活への応用を、私は教えています。

＊　＊　＊

　決してあなたをわかってしまおうとはしない。いつだってあなたに出会っていたい。

始まりはない…… 終わりはない……

　妻ジュリーが亡くなってしばらく経ってから、私はサンタバーバラへ赴き、妻と最初の二年間を過ごした場所からすぐの海へ、遺灰を還しに行きました。そこで暮らしていた当時は、ユーカリの木立の中を歩いていくとその先に野の花々が咲き、その先の砂丘を越えると、やがて目の前に美しい太平洋が広がる浜辺に出たのでした。今は自然保護区になっていて警備員がいて、浜辺に立ち入ることはできません。でも私は浜辺へと進み、警備員に妻の遺灰を海に還したいので、と告げます。警備員は若い学生さんで、どうしたらいいかわからないので「OK」と言うのでした。

　波打ち際に、砂地と海原のあいだの空間に、私は裸足で立っています。波が寄せてきます。足は濡れた砂の中にわずかに沈み込んでいきます。私は遺灰を落とします。向こうの海へ、それは運ばれていきます――さあっと海原へ引き寄せられて帰っていく、以前の存在の、金色に輝く小さな薄片。すぐまた、ざあっと波は寄せてきて、私は寄せる波と返す波のあいだの静止点（still point）に、遺灰をもうひとにぎり落とします。これを何度か繰り返しました。すると、私の思考の中にやさしく割り込んでくるものがあります。思考の中にジュリーの存在が現れました。「私は波と一緒にやってきて、波と一緒に去った。始まりはないの、終わりはないの。波と一緒に私はまた戻るでしょう……あなたもそうなる。始まりはないの……終わりはないの……」

113

謝辞

———

　本書を形にするためにご尽力くださったすべての方々に、この上なく感謝しています。はっきりさせておくと、私はこの本を書いてはいません。この本を私は「話し」ました。抽象的に教えられるのは素晴らしいスキルですが、私はこれをあまり持ち合わせていません。自分の場合、特定の人やグループとワークし、その人たち固有のニーズや質問に応えていくとき、一番いい教え方をするようです。そうした状況では、お互いのやりとりの中からティーチングが現れてきます。ですから、この年月のあいだ何らかの形で私の先生となってくれた、生徒さんたち、同僚たち、友人たちの功績をたたえて感謝することが私にはとりわけ大事です。万一どなたかのお名前の綴りを間違えてしまっていてもどうかお許しください——そうであったとしても、恩義の大きさに変わりはありません。［以下、お名前はアルファベット表記・敬称略とさせていただきます］。

　Rachel Prabhakar の励ましと粘り強さ、献身がなければ、卒業記念の贈り物を一般向けに書籍化するなど到底できなかったでしょう。私の言葉を読める形にしたいという彼女の想いが、編集力そして独特の洞察力の深さと相まって、この本に結実しました。Rachel の粘り強さに感謝しています。

　長年の友人であり同僚でもある David Gorman の素晴らしい手腕と頭脳は途方もない贈り物でした。David は本書の表紙と本文のデザインを手掛け、思慮深い提案やコメントをくれたうえ、誤字の訂正もするなど、出版までの全過程を導いてくれました。David と Rachel がタッグを組んでいなかったら、本書は存在していなかったはずです。

そして 1983 年以来の私の教師養成コースのメンバーの皆さん、何十回と聞かされてきたことを読んでくださってありがとう。30 年近く私とともにトレーニングに当たってくれているメイン・ティーチング・アシスタントのふたり、Debi Adams と Bob Lada、長年の関わりと献身をありがとう。一番初めの原稿を読んでくれて、刊行によせて心のこもった文を寄稿してくれた Debi、俯瞰した視点で何がコミュニケーションにおいて一番適切かを見極めてくれた Bob に感謝しています。

過去 44 年間の教師生活を通して、この本ならではのものが生まれる過程に寄与してくださった大勢の生徒さんと同僚の方々、皆さんと出会えたことは祝福です。私が何者であるかを思い出させてくれた Corinne Cassini、本来の彼女を、そして変化がいかに繊細なバランスかを思い出させてくれた Caroline Poppink、書くことに向かうよう私を励ましてくれた Eileen Troberman、私が教えているのは自分のビジョンなのだと思い出させてくれた Maya Dolder、革新性を受け止め評価してくれた Doris Dietschy、私が触れていたのは「人」だったということを明確にする体験を授けてくれた Julian Lage、長年にわたる心遣いとサポートをくれている Jamee Culbertson、本人の予想を上回って成長を遂げてくれた Angela Leidig、ありのままの自分自身を味わい慈しんでくれた Paloma Salud López、教師養成コースを始めてほしいと私に言ってくれたことで、知らず知らずのうちに私の人生と彼女自身の人生と、彼女の教えに触れた多くの人の人生に変容をもたらしてくれた Betsy Polatin、自分の天職を見つけてくれた Anna Tolstoy、自由が自分の生まれながらの権利であることを見出してくれた Jennifer Roig-Francoli。人生を変えたある昼食時の会話の中でキーライムパイを教えてくれた劇作家 Tennessee Williams。いいときも大変なときも持

ちこたえてきた Ursula Zidek!「直接体験としての抑制」を体現して
いるミケランジェロの彫刻〈ダビデ像〉を教えてくれた Rosa Luisa
Rossi。映画俳優でプロデューサーの Michael Douglas のいつも変
わらない寛大な精神。私がつき従ってきたバリアを破るよう何度も
言ってくれた John Arvanties。Eiji Tanimura と Toru Matsushima
の助言と親切と友情。Andrea Studer と Priska Schelbert-Gauger の
長きにわたる学びへの献身と美しい家族、そして長年の友情。複
雑な問題に対するアプローチのシンプルさを教えてくれた Spencer
Schaefer。大切な時間をともに過ごしてくれた Sophie Wolf と
Pierre Lauper。Eva Wirth と Simon のさまざまな心遣いと親切。自
分の道を見つけてくれた Pippa Bondy。Manuelle Borgel の生涯に
わたる研究への献身。書き記した言葉は残るのだからと意義を見出
してくれた Martin Weinkle。こんなにも長年にわたって闇を照ら
すような洞察を惜しみなく与えてくれた Christine Robb。12 年間
教職に就いたハーバード大学で、最高の面々だった大学院生たちに
指導できるよう私を雇い入れてくれたハーバード大学アメリカン・
レパートリー・シアター付属高等演劇研究所の元芸術監督で現在は
ノースカロライナ芸術学校学部長の Scott Zeigler。自分が俳優と仕
事をするのがどんなに好きかを思い出させてもらえたことは、なん
て素敵なことだったでしょう。高等演劇研究所の皆さんは大勢にな
るので、お一人おひとりの名前を挙げるわけにはいきませんが、私
が皆さんから学ばせていただけたのと同じくらい、皆さんも私から
何かを学んでくださっていますように。

　そして私の永遠の先生たちである我が子どもたち、Adrianna、
Danielle、Gabriel に、これまでに教えてくれたすべてのことに対し、
心からひときわ大きな感謝の気持ちを捧げます。

　また、これまでずっとワークショップを主催し、通訳を担当し、

本書にも何らかの形でかけがえのない貢献をしてくださった以下の皆さまに感謝します。ワークショップというものの始まりだった 1986 年の第一回アレクサンダー・テクニーク国際コングレスのあと、1988 年に私がヨーロッパで教え始めるきっかけをつくってくれた Marie-Françoise le Foll と Eillen Sellam。ロンドンのトレーニングコースに定期的に私を招いてくれて英国の方々に私を知ってもらえるよう手助けしてくれた David Gorman。アメリカ代表ボートチームのスペシャル・アシスタントになるよう誘ってくださった Alan Rosenberg（米オリンピック代表ボートチーム監督）と Stanley Rosenberg。

　そしてアルファベット順になりますが、以下の皆さまにも感謝を送ります。Ann Seelye、Annie Turner、Annie Weinkle、Anthony Kingsley、Arnaud Grelier、Barbara Paton、Betsy Hestnes、Caroline Chalk、Celia Jurdant-Davis、Chris Friedman、Constance Clare-Newman、Damian Köppel、Daria Okugawa、Dr. David Griesemer、Diana Bradley、Diana Glenn、Dominique Depuis、Ellen Bierhorst、Elyse Shafarman、Fritz Papst、Gabriele Breuninger、Galit Ziff、Gilles Estran、Glenna Batson、Graham Elliott、Greg Marposon、Hillary White、Holly Cinnamon、Hubert Goddard、Isabelle Augustin、Jeremy Chance、Jessica Webb、Joan Fitzgerald、Joseph and Maria Weiss、Kanae Tsuneki、Kate Howe、Kathleen Morrison、Kathryn Amour、Kay Kim、Ken Anno、Ken Thompson、Malcolm Balk、Margrit Gysin、Mariela Cárdonas、Matthias Schelbert、Mayumi Shimizu、Meike Dubbert、Melissa Matson、Michael Frederick、Michael Gelb、Michiel Poppink、Mike Serio、Monika Kopp、Naoko Matsushiro、Nial Kelly、Olivia Rohr、Patricia Kuypers、Patricia O'Neil、Paul and

Tessa Versteeg、Penny O'Conner、Philippe Cotton、Priscilla Endicot、Rebecca Gwynn-Jones、Renate Wehner、Richard Brennan、Richard Ortner、Robin Eastham、Sabine Grosser、Sakiko Ishitsubo、Sara Solnik、SeongEun Kim、Serina Bardola、Shigeko Suzuki、Sooyeon Kim、Stephane Ryder、Tine Gherardi、Wendy Cook、Yasuhiro Ishida、Yuriko Ishii、私の現在のトレーニングコースの生徒たちである Anita Freeman、Brian Griffen、Diane Sales、Jan Muller、Kremenia Stephaniva、Martha Juelich、Michelle Lemp、Miriam Bolkosky、Nicole Kootz、Ruth Libbey、Sarah Bond。Mary Jonaitas と Michael、Kurt Leland と Charles は、包括的な視点をありがとう。Rivka Cohen、Yuzuru Katagiri、Elisabeth Walker、Bill Walsh。そして私の長年の教師生活のなかでそれぞれのやり方でこの本に貢献してくださったすべての方々。ここに全員のお名前を挙げることはできませんが、あなたのことだとわかっていただけますように。

それから、ある朝早くスタジオに向かう途中で思いがけなく出会い、会話を交わすなかで本書のタイトル『Touching Presence』を提案してくれた Neal Katz に特別の感謝を送ります。この出会いがなければタイトルは『Touching Beauty』にしていたかもしれません。『Touching Presence』こそ、本書のエッセンスを最も表すタイトルだと今は思っています。どんな人と出会うときも、その人が話す前、行動する前、言葉や行為で自分が何者であるかを示す前、私たちはただただ相手の人の存在に動かされるからです。

今年五月、マサチューセッツ州ケンブリッジでの忙しい生活から遠く離れた環境で原稿のアイデアを組み立てられるよう、オーストリア・リンツの彼女の自宅に、そして自身の存在の中に、私のための静謐な空間を用意してくれた Elisabeth Schanda へ。ともに過ご

してきた年月に、そしてこの本を仕上げるために一番必要だったタイミングであなたがくれた愛に、感謝しています。

そして最後に、怒れる青年だった私の中に何かを見出してくれた、同僚であり恩師であり友人の故 Frank Pierce Jones 博士。あなたから教わったことが私の人生を変えました。

皆さま、ありがとうございました。

2019 年 8 月

マサチューセッツ州ケンブリッジにて

トミー・トンプソン

日本語版への謝辞

　原書『Touching Presence』を翻訳しようという尚子さんの想いと、本書に注がれた彼女の惜しみない労力と創造性にはご恩を感じるばかりです。そしてデヴィッド・ゴーマン氏はデザインとレイアウトを再び引き受けてくださり、自身が読むことさえできない言語（！）での本づくりを担ってくださいました。ご恩に感謝します。

　また、今回のコラボレーション的な取り組みに加わってくださった日本人の先生・生徒の皆さん全員のお力添えにも感謝しています。チームとしてそして一個人として、皆さんお一人おひとりが、私の差し出すものをこうした形にならなければ読めなかった方々に届けられるようにしてくださいました。

　今回のプロジェクトに貢献してくださったすべての皆さまに、頭を下げたいと思います。

　感謝の意を込めて。

2020 年 10 月

トミー・トンプソン

訳者あとがき

「この本を訳してみたいかな？」というメッセージがトミーから届いたとき、ちょうど私は「訳してみたい気がするけど自分に務まる気がしない、でもやっぱりやってみたいけど、言い出す勇気が……」とぼんやり考えていました。2003年に初めてボストンにトミーを訪ねてから、少しずつゆっくりとそのティーチングに触れてきて、15年経った頃、自分が一番学びたいのはトミーのところだと改めて実感し、以来「学び直しの旅」が始まっていました。

あれよあれよと始まった翻訳プロジェクト。一応、翻訳を生業にしてきましたが、この本はこれまでやってきたようには訳したくありませんでした。

すべて体験に根差しているトミーの言葉の、抽象的に聞こえるときも具体的なエッセンスを、なんとか日本語にできますように。「違和感なく読める」を目指さずに、違和感を大切にできますように。身体をもった言葉になりますように。こんな願いをもって、自分にとっては新しい訳し方に挑戦するにあたり、「この本を読みたい」と思ってくださっているアレクサンダー教師や長年このワークを勉強している方々に、読み手として併走していただきながら作業を進めたらどうなるかな、と思いつきました。「読者併走式翻訳プロジェクト」として進めることを相談すると、トミーは快諾してくださいました。

一日一セクションずつ訳しては、およそ30名のプロジェクトメンバーにお届けして読んでいただき、質問や感想、コメントをいただくという形で、四カ月かけて本文を訳していきました。メンバーの中には、毎日静かに読んでくださっていた方もいれば、励ましや質問をくださった方、ひととき併走してあとは応援の気を送ってくださった方、編集段階の最後の最後まで相談に乗ってくださった方もいらっしゃいます。どんなスタイルであれ、

この道のりを併走してくださった皆さまの存在は、大きなサポートと力になりました。白雨詩社プロジェクトチームの皆さまにこの場を借りて厚くお礼申し上げます。浅原慎之輔、足利真紀、植村結子、内山環、大木留美、Kumi Wüst-Hamada、阪口美和、嶋村順子、白井幸子、芹沢紀美子、高杉加保、滝波日香里、田中陽子、辻晴子、辻野恵子、豊永よしこ、中條真樹子、中村智代、西村京子、古川南穂、堀内真奈、堀江宏喜、松原はる、森本まり子、安田ヨウコ、八塚僚子、柳ゆかり、渡邊愛子（敬称略）。やむなくお名前を挙げられない方も数人いらっしゃいますが、その方々にも心からの感謝が届きますように。

　一語一語の言葉選び、語尾選び、語順選びで迷ったとき、一緒に考えてくれて「大丈夫！」と言い続けてくれた、パートナーであり私の先生でもある石井ゆりこさんには特に感謝しています。長年トミーのもとに通い、アレクサンダー・テクニークを教え続けてきた彼女の存在がなければ、到底やりおおせませんでした。

　同じ文章でも理解の仕方・訳し方は幾通りもあるのが現実です。当然ながら私の訳はたくさんの可能性のうちのひとつだけ。その私の理解も日々ゆらいで変わっていっています。なので読者の皆さまには、英語版の原文にも親しんでいただけたら、と思います。原文と照らし合わせやすいよう、本書はなるべく英語版と同一ページに同一の内容がくるようになっています。これは、デザイン担当デヴィッド・ゴーマン氏の繊細で忍耐強い対応のたまもの。日本語の組版をするというチャレンジを楽しんでくださり、隅々まで美しく仕上げてくださったことに感謝いたします。

　訳文は、今回は「地ならし」をしていません。一語一語、もれなく拾って訳しました（感じ取った原文の色合いに近づけるようにはしたので、直訳というわけではないのですが）。なるべく原文に寄り添うようにしたため、倒置法のような文章も多くなりました。アレクサンダーテクニークの本なので、特に「地ならし」が馴染まない、ということもあります。F.M. アレクサンダーは言っていました、「既知のことをやり続けるなら、未知のことはやれない（You can't do something you don't know if you keep doing

124

what you do know)」と。「すでにわかっている範囲内で理解する」ことを
やめてこそ、新しい理解への可能性が開くわけで、すぐにわかるよりは、
「え？」という感じ、「なんか変な感じ」を伴うことがあっていいはず……。
その「え？」が自分の中に、読み手の中に起きることを許しながら訳すの
は、自然でわかりやすい日本語に翻訳することを常に目指してきた身にとっ
てはチャレンジでした。

　振り返ると、これまでトミーが表現を変え手法を変えて何度も繰り返し
伝えてきてくれたことが、だんだんと像を結んでいくような経験でした。
訳すこと自体が学びの旅で、その旅は現在も進行中です。書籍化を実現し
てくださった編者レイチェル氏の努力と献身のありがたさを想っています。
本書を通して読者の皆さまにも、「はてな」から未知が開いていく、そんな
学びの旅を楽しんでいただけるようなら本望です。

　最後に、著者トミーに心からの感謝を。教えていることを生きていて、
つながり合いの中にいることを思い出させてくださっていていること、私
の中に、みんなの中に、いつも潜在的可能性を見ていて、まだ力不足の私
に翻訳を託してくださったこと……、本当にありがとうございます。いた
だいた希望の種は、宝物です。

2020 年 10 月

神奈川・藤沢にて

松代尚子

著者紹介：トミー・トンプソン
（Tommy Thompson）

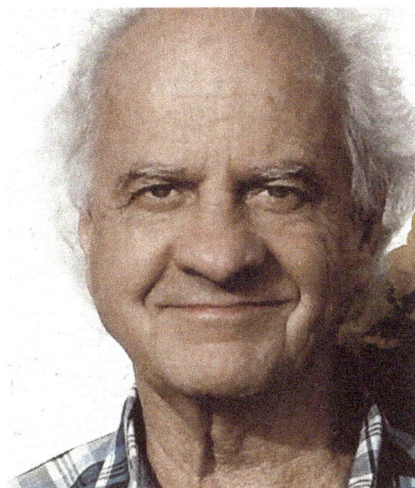

　1975 年以来、プロアスリートやオリンピック選手、馬場馬術選手、演奏家、ダンサー、俳優、科学者、医師、企業・大学の専門職員、子ども、障がいのある方などにアレクサンダー・テクニークを教える。個人での指導活動を活発に行うと同時に、アレクサンダー・テクニーク教師、教師訓練生、一般の方々を対象にしたワークショップをこれまでアメリカ、カナダ、アイルランド、イギリス、フランス、スペイン、オランダ、スイス、ドイツ、オーストリア、イタリア、ハンガリー、イスラエル、日本、韓国で 900 回あまり実施。1983 年よりアレクサンダー・テクニーク教師の養成校、ATCC（Alexander Technique Center at Cambridge：在ケンブリッジ・アレクサンダー・テクニーク・センター）の創設ディレクター。1976 年オリンピック・アメリカ代表ボートチーム（重量級）のスペシャルアシスタントも務めている。

ハーバード大学に教員として12年間在籍し、アメリカン・レパートリー・シアター／モスクワ芸術座演劇学校付属高等演劇研究所内の大学院生にアレクサンダー・テクニークを指導。タフツ大学演劇科元助教授、タフツ・アリーナ・シアター元総監督でもあり、これまでに200本あまりの舞台作品で俳優・演出を務める。イェジー・グロトフスキ、マイケル・ダグラス、ジェリー・ターナー、ゲオルギィ・パロ、ロバート・エドウィン・リーら著名な舞台芸術家と仕事をしており、『風変わりなナイチンゲール（Eccentricities of a Nightingale）』の1977年リバイバル上演では作者テネシー・ウィリアムズとも組んでいる。

　ATI（アレクサンダー・テクニーク・インターナショナル）の共同創立者であり創立会員、初代チェア。ATIへの貢献により、ATI生涯会員賞を受けている。ATIF（ATIフランス）、ISATT（アイルランド・アレクサンダー・テクニーク教師協会）の名誉会員、JATS（日本アレクサンダー・テクニーク協会）の会員教師でもある。

　また1982年にATA（ニューイングランド・アレクサンダー・テクニーク協会）を共同創立し、タフツ大学のウェッセル図書館に収蔵されていた資料からフランク・ピアス・ジョーンズ・アーカイブスとF.マサイアス・アレクサンダー・アーカイブスを立ち上げ、同協会のディレクターを六年間務める。

　著書に『フランク・ピアス・ジョーンズの科学的貢献と人道的貢献（Scientific and Humanistic Contributions of Frank Pierce Jones、未邦訳）』（共著）があり、アレクサンダーのワークや太極拳、演劇についての論文もアレクサンダー関連誌や演劇誌、定期刊行物、武術誌、会報などに多数寄稿。世界各地の20あまりの教師養成コースで教えており、第一回と第二回のアレクサンダー教師国際会議（International Congresses for Alexander Teachers）では論文を発表、第三回国際会議では第二世代の教師のひとりとしてマスタークラスを受け持つ。国際会議では発足以来一貫して［アレクサンダー教師向けの］「継続学習」クラスを担当している。

現在は小説『Just Like Always』を執筆しつつ、アレクサンダー・ワークについての2冊目の本に着手している。

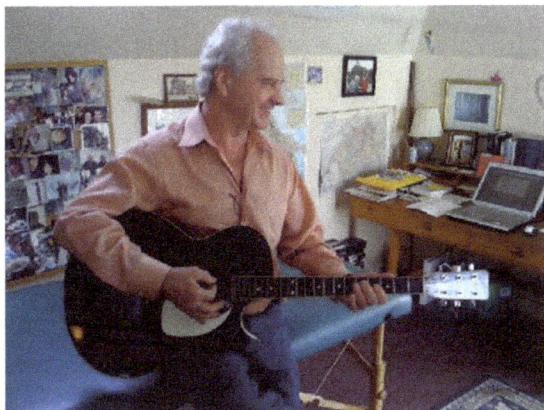

編者紹介：レイチェル・プラバカール
（Rachel Prabhakar）

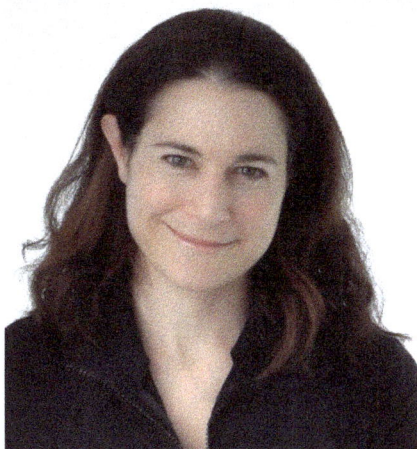

　ボストン市内にある自身のスタジオでアレクサンダー・テクニークとピラティス、ボストン大学でピラティスの指導に従事。ダンサーやアスリートのほか、さまざまな病気や故障を抱える方々の支援にあたっている。

　個人指導の生徒やグループに加え、ボストン大学およびボストン美術館の従業員向け福利厚生プログラム、ピラティス講師養成講座、大人のバレエ生徒を対象にしたワークショップなど、各種ワークショップも実施。ボストン音楽院ダンス科では故障を抱えた学生とのワークも行っている。

　ATCC（在ケンブリッジ・アレクサンダー・テクニーク・センター）にてトミー・トンプソンに、ボストン音楽院にてデビ・アダムスに師事。2013年に卒業、2014年にATI（アレクサンダー・テクニーク・インターナショナル）認定教師となる。その後、トミー・トンプソンのもとで卒業生向けポスト

グラデュエイト・プログラムを修了。

2009年にAPMA（オーストラリア・ピラティス・メソッド協会）のピラティス・レベル2インストラクター資格を取得、メルボルンの著名スタジオ〈Balance & Control〉にて上級実習を修了。ピラティスの資格取得前は、10年間ソフトウェアエンジニアとして働く。コーネル大学卒、シカゴ大学大学院修士課程修了。

現在は夫・娘ふたりとともに米国マサチューセッツ州ブルックラインに在住。

著者ほかによる論文・記事リスト

著者ウェブサイト〈www.easeofbeing.com/articles〉にて、アレクサンダー・テクニークについての論文・記事を紹介しています。本書出版時は以下の記事を掲載しています。

『At the Heart of Teaching or 'A Brilliant Disguise'』（未邦訳）

アイルランド・ダブリンで開催された 2017 年第二回アレクサン ダー・テ ク ニ ー ク教師国際会議（International Alexander Teachers' Conference）での基調講演。

『Sun and Moon』（未邦訳）

ドイツ・フライブルクで開催された 1999 年第六回アレクサンダー・テクニーク国際コングレス（International Congress of the Alexander Technique）にて、日食の日に行った講演。

『Moving from the Still Point of Support: An Interpretation of the Alexander Technique』（邦題『サポートのある静かな所から動き出す――アレクサンダー・テクニークのひとつの解釈)』）

『Anam Cara』（未邦訳）

アイルランド・スパニッシュポイントで開催された 2000 年 アレクサンダー・テクニーク・インターナショナル（ATI）年次総会での基調講演。

『The Teaching of Frank Pierce Jones: A Personal Memoir』（未邦訳）

『Frank Pierce Jones's Views on the Alexander Technique: The moral and humanistic implications of the Alexander Technique』（未邦訳）

『Learning How to Learn: My Work with the 1976 Olympic Rowing Team』（未邦訳）

『Showing Up』（邦題『現れ出る』『現れる』※２バージョンあり）

　ハーバード大学アメリカン・レパートリー・シアター／モスクワ芸術座演劇学校付属高等演劇研究所の俳優らに向けて書かれた、毎回のクラスに臨む準備のための指針。

『Making Peace with Yourself is the Ultimate Use of the Self』（未邦訳）

　アレクサンダー・テクニーク・インターナショナル（ATI）会報誌『Exchange』2010年秋号掲載文の抜粋。

『Harvard Women's Health Watch – Alexander Technique and Chronic Back Pain』（未邦訳）

『Digging Deeper: The Diving-Board Effect』（未邦訳）

　トミー・トンプソンのトレーニングコースで資格を取得し、さらにデビ・アダムス、デヴィッド・ゴーマンに師事したアレクサンダー教師、ジュリアン・ラージによる論文。

在ケンブリッジ・アレクサンダー・テクニーク・センター（ATCC）

1983年にマサチューセッツ州ケンブリッジにトミー・トンプソンが設立した ATCC（The Alexander Technique Center at Cambridge：在ケンブリッジ・アレクサンダー・テクニーク・センター）では、国際的に認められた三年間・1600時間の教師養成プログラムを提供しています。

プログラムを修了しすべての履修要件を満たした卒業生は、アレクサンダー・テクニークの資格認定証を授与されます。

卒業生はアレクサンダー・テクニーク教師の国際協会 ATI（Alexander Technique International：アレクサンダー・テクニーク・インターナショナル）の認定教師になることが可能です。詳しくは www.easeofbeing.com へ。

* * *

トミーは世界各地のアレクサンダー・テクニーク教師養成校の卒業生向けに、対面またはオンラインでのポストグラデュエイトコースを提供しています。対面またはオンラインでの個人セッションおよび少人数のグループセッションも受け付けています。お問い合わせは <tommy@easeofbeing.com> まで。

■監訳者：石井ゆりこ（いしい・ゆりこ）

littlesounds 代表。ATI（アレクサンダー・テクニーク・インターナショナル）公認教師。日本初の教師養成コース KAPPA 卒業後、米国ボストンのトミー・トンプソンのもとで学びを継続。1999 年より個人レッスンやワークショップを教えている。国立音楽大学非常勤講師。著書『無駄な力がぬけてラクになる介護術』（誠文堂新光社）、『演奏者のためのはじめてのアレクサンダー・テクニーク』（ヤマハミュージックメディア）。

■訳者：松代尚子（まつしろ・なおこ）

絵本、児童書、インテリアデザイン本の翻訳を十数冊手がけるほか、『ホロコースト』（毎日新聞社）、藤井貞和の詩の英訳プロジェクト、『チェルノブイリ被害の全貌』（岩波書店）などに参加。自身の学びを継続しながら 1999 年よりアレクサンダー・テクニークの教師養成クラスやワークショップの通訳にあたっている。ロンドン大学 LSE 社会心理学部卒。

■協力：白雨詩社プロジェクトチーム

下訳段階から読み手として翻訳プロセスに併走する「読者併走式翻訳プロジェクト」参加者で構成。アレクサンダー教師とアレクサンダー・テクニークを長く学んでいる人が中心。メンバー名は「訳者あとがき」に。

存在に触れる
ありのままの今にいるということ

2020 年 12 月 14 日 初版発行

著者————————トミー・トンプソン

編者————————レイチェル・プラバカール

監訳者————————石井ゆりこ

訳者————————松代尚子

協力————————白雨詩社プロジェクトチーム

装幀————————デヴィッド・ゴーマン

発行所————————EaseofBeing Publications

　　　　　　　　　米国マサチューセッツ州ケンブリッジ

　　　　　　　　　　http://www.easeofbeing.com/

印刷・製本——Ingram Content Group

ISBN 978-1-7334005-2-7

www.ingramcontent.com/pod-product-compliance
Lightning Source LLC
Chambersburg PA
CBHW050727030426
42336CB00012B/1453